AF373563

CHRONIQUES

DU

MARSEILLE-MÉDICAL

POUR L'ANNÉE 1895

PAR

Le Docteur E. PLUYETTE

SECRÉTAIRE DE LA RÉDACTION

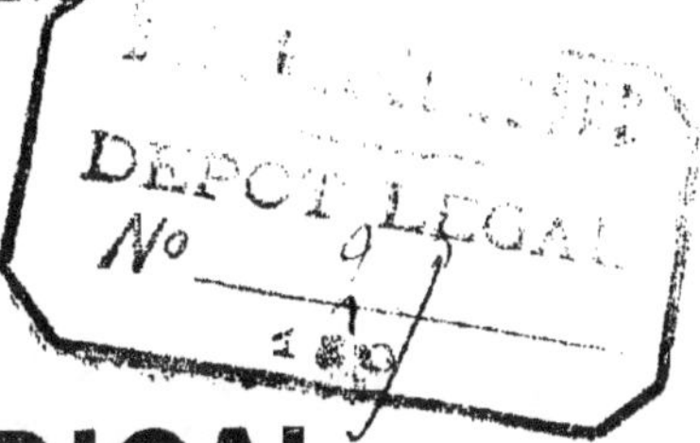

MARSEILLE

TYPOGRAPHIE ET LITHOGRAPHIE BARTHELET ET Cⁱᵉ
Rue Venture. 19

—

1896

CHRONIQUES

DU

MARSEILLE-MÉDICAL

PAR

Le Docteur E. PLUYETTE

———

1895

———

MARSEILLE

TYPOGRAPHIE ET LITHOGRAPHIE BARTHELET ET Cie
19, Rue Venture, 19

—

1895

CHRONIQUES

DU

MARSEILLE-MÉDICAL

1er Janvier 1895.

Sans avoir pour devise : *Toujours à mieux*, ainsi qu'un célèbre négociant en denrées alimentaires, la rédaction du *Marseille-Médical* a toujours été désireuse de perfectionner sa publication. Frappée du côté exclusivement scientifique du journal et de l'absence complète des nouvelles susceptibles d'intéresser le corps médical de la région, elle a décidé de combler cette lacune. A l'occasion du nouvel an, ce sont les étrennes que le *Marseille Médical* adresse à ses fidèles lecteurs en même temps que ses meilleurs souhaits pour 1895.

Sous le titre de *Chronique de la Quinzaine*, nous publierons à cette place, dans chaque numéro, un compte-rendu sommaire des événements médicaux, hygiéniques, professionnels ou autres; c'est dire que nous accueillerons avec plaisir toutes les communications qui nous seront adressées. Sans allure prétentieuse, comme il convient à une bonne fille, notre chronique ne sera pas la propriété exclusive de la maison; semblable à la robe d'un personnage féminin d'une comédie de Sardou, elle sera ouverte à tous et méritera d'être ainsi la gazette de ce Monsieur Tout-le-Monde, qui a, dit-on, plus d'esprit que Voltaire.

Et pour inaugurer ces nouvelles à la main par des sujets riants, nous dirons que c'est au milieu de *nopces et festins* qu'on a enterré feu 1894. Tout d'abord, c'est la Société Médico-

Chirurgicale des hôpitaux qui a donné, le 15 décembre, son banquet annuel dans les salons Isnard.

> Le régal fut fort honnête
> Rien ne manquait au festin.

Aussi, les convives, enchantés de leur soirée, se sont-ils séparés en se donnant rendez-vous à l'été. Puis, suivant l'exemple de leurs maîtres, les internes et externes de la nouvelle promotion, ont payé leur bienvenue par un somptueux dîner à la Maison Dorée.

Ceci nous amène naturellement à parler du dernier concours de l'externat, qui s'est ouvert le 17 décembre, au milieu des enthousiasmes classiques des étudiants. Nous publions, plus loin, le compte-rendu de ce tournoi.

A côté de ces jeunes triomphateurs, nous devons signaler des nominations et des distinctions honorifiques d'un ordre plus élevé. A Paris, le docteur Roux a été nommé Commandeur de la Légion d'honneur; à Marseille, le docteur Berthelé, médecin principal de 2me classe, a reçu une médaille de bronze pour ses travaux sur les épidémies en 1893; le docteur Perret, médecin major de 1re classe, a été nommé Officier de la Légion d'honneur, et le docteur de Belly, administrateur des hôpitaux.

C'est à cette époque de l'année que la plupart des Sociétés renouvellent leur bureau; nous avons déjà indiqué, dans notre dernier numéro, ceux de la Société Médico-Chirurgicale des hôpitaux et du Syndicat professionnel des médecins, voici la composition du Conseil de l'Association Médicale pour l'assistance mutuelle :

MM. Gallerand, président; Eyriès et Vincent, vice-présidents; Garnier, trésorier; Aurigo, vice-trésorier; Colonna d'Istria, secrétaire; Sépet, vice-secrétaire; Baudouin, Ch. Bourdillon, Cambon, Crouzet, Icard, Larche, De Luna, Rathelot, Sicard, conseillers.

Les questions médicales ont occupé, cette quinzaine, ce qu'on est convenu d'appeler les hautes sphères de la politique. Le Sénat a discuté la loi sur la pharmacie; nous aurons l'occasion d'y revenir dans..... plusieurs mois, car on sait que nos Pères Conscrits détiennent, haut la pédale, le record de la lenteur. Quant à nos édiles marseillais, ils ont effleuré, dans un intermède fantaisiste, la question de l'assistance médicale gratuite ; ce modeste sujet a failli amener une culbute municipale. Il eût été curieux de voir un maire médecin tomber sur une question médicale. Tu n'aurais pas trouvé cela, ô Pégomas !

Spectacle pour spectacle, nous avouons préférer celui que préparent, pour le 19 janvier, nos étudiants en médecine et en pharmacie, nous voulons parler du bal des hôpitaux. Cette œuvre charitable, qui en est à sa 16ᵐᵉ année, a déjà versé, dans la caisse des hospices, la somme de 91.000 francs. Aussi, nous souhaitons pleine réussite à nos futurs confrères qui savent faire le bien en s'amusant.

15 janvier 1895.

Depuis quelque temps, les professionnels du journalisme daubent le corps médical. Pour être d'un esprit facile ce n'est pas très fin de siècle, car depuis Molière, les médecins habitués à ces facéties périodiques ne s'en émeuvent pas autrement.

L'autre jour, c'était le *Petit Marseillais* qui, dans un premier Marseille, racontait l'histoire, d'ailleurs très regrettable, d'un médecin de Paris administrant une maîtresse gifle à son confrère au chevet d'une malade. Certes, si l'auteur de l'article se fut contenté de nous décrire la scène de pugilat entre l'Hippocrate des Batignolles et le Galien du Panthéon, les médecins eussent été les premiers à en rire. Mais, sur un fait individuel, exécuter des variations en scie majeure, et charger à fond de train sur les règles de la déontologie, c'est injuste en même temps qu'illogique.

N'en déplaise à mon contradicteur, les règles de la déontologie sont le fruit de plusieurs siècles d'expérience, et elles resteront longtemps encore en vigueur pour la sauvegarde des médecins, sans nuire à l'intérêt des malades. Quant à ce dernier reproche, il touche peu le corps médical, qui, pour employer les mêmes expressions que le rédacteur parisien, a cette petite idée, dont il ne démordra pas facilement, que les médecins rendent plus de service aux souffrants de ce monde que le plus spirituel des chroniqueurs.

C'est dans un autre ordre d'idée qu'était écrit l'article du *Petit Provençal* contre le syndicat des médecins de Marseille. Paraissant la veille même des élections du bureau de la Société des *Sauveteurs du Midi*, il constituait ce que dans notre galimatias politique on appelle une manœuvre de la dernière heure. C'est ce qu'a pensé le syndicat médical qui a jugé fort sainement qu'il n'y avait pas lieu de relever les erreurs dont l'article regorgeait. Nous n'avons pas à nous substituer aux intéressés eux-mêmes, aussi n'en parlons-nous que pour remplir notre devoir de chroniqueur.

Mais il nous paraît bien hardi de la part des journalistes de traiter d'*onéreuses* les prétentions du syndicat. Sans établir de parallèle, que certains pourraient trouver désobligeant, entre la presse et la médecine, mettons en regard les services rendus aux sociétaires et le prix de ces services. D'un côté, les médecins donnent leurs soins pendant toute une année à des familles composées en moyenne de quatre personnes, — j'emprunte cette moyenne même à l'article en question, — logeant au diable Vauvert ou perchant à un cinquième étage ; or, pour faire ce métier qu'on a pittoresquement dénommé *la médecine des jarrets*, les médecins réclament 12 francs par an. D'un autre côté, pour faire lire quotidiennement la prose de ses courriéristes, interwievers et autres reporters, ce qui n'est pas précisément une impérieuse nécessité de l'existence, le journalisme fait dépenser à ces mêmes sociétaires 18 francs par an. Jugez et comparez. Tant il sera éternellement vrai qu'on verra toujours, même sans ophtalmoscope, la paille qui flotte dans le corps vitré de son voisin, et qu'on n'apercevra jamais la poutre qui obstrue sa propre cornée.

Mais, laissons-là ces questions d'optique et revenons à l'Assemblée générale de l'Union des syndicats médicaux de France dont le compte-rendu officiel a paru. Toutes les questions qui y ont été traitées touchent à l'actualité et aux intérêts vitaux de notre profession, aussi nos abonnés ne regretteront pas le temps consacré à cette lecture que nous leur conseillons vivement. Nous leur signalerons surtout le rapport du Dr Savornin sur les Sociétés de secours mutuels et celui du Dr Leblond, sur l'admission des malades aisés dans les hôpitaux.

Que notre confrère, le Dr A. de Belly, veuille bien méditer ce dernier. Son installation officielle comme administrateur des hospices, le 10 janvier, l'a désigné d'office comme le défenseur de nos justes revendications, et nous aimons à croire qu'il sera toujours notre porte-parole.

A ce propos, voici la composition de la Commission administrative des hospices pour l'année 1895. MM. Estier, président, Roche, Jensoulin, Guibert, Moulin, de Belly, délégués du Préfet, Collombel, Tressaud, Chappe, Delague, délégués du Conseil municipal. Nous souhaitons cordialement la bienvenue à ces Messieurs, espérant qu'en fin d'année nous n'aurons plus à fredonner encore le refrain d'Ange Pitou :

Voilà comment cela se mène,
C'était pas la peine,
Non pas la peine assurément, etc.

Et pour ne pas terminer sur un air d'opérette, empruntons à l'*Echo de Paris* notre mot de la fin. Un Anglais, très fêtard tombe malade et fait appeler son médecin. — Diable ! dit le praticien, il y a de l'œdème. — Aoh yès ! répond le patient, je avais beaucoup amiousé moa avec..... les *dômes*.

1ᵉʳ Février 1895.

Le carnaval bat son plein, et la folie, en secouant ses grelots, laisse tomber dans l'aumônière des pauvres une pluie de louis d'or. Car vous avez dû remarquer que dans notre belle ville de Marseille on ne danse plus, — le bal de la Presse excepté, — qu'au profit des indigents. Consultez plutôt les affiches polychromes qui constellent les murs de la cité, vous lirez entre la Loïe Fuller et les machines Singers : Bal pour le Dispensaire des Enfants malades, bal pour les malades des hôpitaux, bal du Sérum, — grande symphonie microbienne orchestrée par Leffler, — bal pour l'Hospitalité de nuit, bal pour la Bouchée de pain, bal pour la Cuillerée de soupe, bal pour le Verre de vin. Oh ! pardon ! celui-là n'est que pour le siècle prochain ; ne devançons pas notre époque, et comme le disait naguère le vieil Allobroge, soyons de notre temps.

Eh bien ! malgré cet élan de générosité, il ne nous semble pas que tout soit au mieux dans le plus charitable des mondes ; et cette orgie de bals masqués, de redoutes multicolores, de corso de gala, nous remet en mémoire ce mot d'un véritable philanthrope :

> La façon de donner vaut mieux que ce qu'on donne.

Comparez, en effet, aux splendeurs des créations modernes le lamentable effondrement des institutions anciennes. Pourquoi tant de générosité pour celles-ci, tant d'abstention pour celles-là ? C'est qu'aujourd'hui la main gauche n'ignore plus ce que donne la main droite. On crée des asiles, on ouvre des dispensaires, on établit des fourneaux économiques, on distribue des rations alimentaires parce que le lendemain on proclamera *urbi et orbi* le nom de ces émules de Boucicaut. Qui ne connaît ces pseudo-philanthropes qui, toutes les semaines, font gémir la presse pour une malheureuse pièce de cent sous, hélas ! bien solitaire ?

En vérité, la Charité n'est plus comme autrefois la fille de la Prière, c'est, trop souvent du moins, la déesse Réclame drapée dans le manteau de saint Vincent de Paul. Et voilà pourquoi nos hôpitaux, dans une pénurie extrême, sont contraints presque chaque jour de refuser des moribonds qui vont agoniser dans les ruisseaux ; voilà pourquoi le Bureau de Bienfaisance en est réduit à réclamer, par arrêté préfectoral, le 10 0/0 sur le produit des tombolas et loteries ; voilà pourquoi les Petites sœurs des pauvres se voient refuser par une municipalité socialiste, — ô antithèse ! — une subvention traditionnelle. Mais je m'arrête sur cette pente, car, de nos jours, le métier de moraliste conduit vite son homme à l'hôpital, et j'espère bien n'y entrer jamais... qu'en médecin.

Puisque nous sommes à l'hôpital, arrêtons-nous y un moment pour admirer les beautés administratives Je me hâte d'ajouter que ce qui va suivre s'est passé dans la capitale de la France et non dans celle de la Provence. A propos d'une nécropsie pratiquée par des externes de l'hôpital Beaujon, les bureaux de l'Assistance publique ont cru devoir exhumer un règlement de 1834, prescrivant que les autopsies seront faites par les chefs de service ou sous leur surveillance.

Quel sera le Monthyon qui pourra jamais dénombrer les épidémies septicémiques et puerpérales causées par ce fameux règlement ? Qui pourra jamais en évaluer le nombre de victimes ? A la rigueur, en 1834, on pouvait défendre cet article d'un règlement qui

> Pour honorer les morts fait mourir les vivants.

Mais il est devenu incompréhensible autant qu'illogique depuis que les doctrines pastoriennes ont, dans le monde entier, révolutionné la science. Ainsi, pendant que par leurs travaux incessants, les médecins s'ingénient à détruire les sources de la contagion, de leur côté, les bureaucrates s'évertuent à les faire renaître. Ce qui prouve bien que si la médecine marche à pas de géant dans la voie féconde du progrès, les administrations ne sont pas plus avancées qu'à l'époque de Bridoison.

D'ailleurs, toutes ces amoureuses de la fo-ô-orme doivent se reconnaître bien malades puisqu'elles ne peuvent plus se passer de nous, à Paris aussi bien qu'à Marseille. A Paris, c'est M. Ribot qui, pour soutenir les pas bien chancelants de son nouveau-né, l'encadre entre nos excellents confrères le docteur Gadaud Tant-pis et le docteur Chautemps Tant-mieux. A Marseille, un médecin-maire quitte l'Hôtel de ville et il est remplacé par un maire-médecin. Ce chassé-croisé se définit différemment selon les milieux ; nos ancêtres disaient : C'est bonnet blanc et blanc bonnet ; les malins appellent cela : Ote-toi de là que je m'y mette et les jemenfichistes disent : C'est kif-kif.

15 février 1895.

Je ne sais plus quel irrévérencieux a prétendu que février est le mois où les femmes parlent le moins parce qu'il n'a que vingt huit jours ! C'est sans doute pour concurrencer le caquetage féminin que le sexe barbu a tenu ce mois-ci tant de réunions électorales et médicales !

Des premières, je dirai peu de choses, ayant pour principe que, dans la politique comme dans la cuisine, il ne faut jamais risquer son nez. Cependant, puisqu'il se rencontre parfois des perles sur du fumier — *margaritas ante porcos,* — c'es le devoir du chroniqueur, ce chiffonnier de l'actualité, d'aller, la hotte sur le dos et le crochet à la main, chercher ses documents même dans les affiches écarlates, même dans les mirifiques programmes d'un perruquier indépendant ou d'un chemisier philanthrope.

C'est dans l'accomplissement de ce devoir que j'ai appris, non sans surprise, que le corps médical était destiné à équilibrer les budgets de l'avenir. Jugez en plutôt par cet extrait quintessencié d'un programme socialiste. « Article 8. — Création d'un service *gratuit* de médecine. — Article 10. — *Rétribution* des fonctions municipales. » S'il en advient ainsi, nous n'aurons plus, pauvres hères, qu'à troquer notre lancette contre une écharpe tricolore. C'est, du reste, ce que plusieurs sont en train de faire, car, à l'heure où paraîtront ces lignes, les médecins occuperont un neuvième du firmament édilitaire ; quatre étoiles sur trente six : Flaissières, Carcassonne, Marius Garnier et Belugou.

A propos de ce dernier, signalons le vœu qu'il vient de faire adopter : la place de l'Ecole de Médecine s'appellera désormais place Jacques Daviel. A notre connaissance, c'est la troisième fois que ce vœu, inspiré par la *Société médico-chirurgicale des hôpitaux,* est pris en considération : quand nous serons à dix, nous ferons une croix.

Abordons les réunions professionnelles. En attendant l'Assemblée extraordinaire du *Syndicat Médical,* annoncée pour le 21 courant, nous avons eu, le 2 février, l'Assemblée annuelle de l'*Association générale des médecins de France :* Le docteur Villard présidait, entouré de ses vice-présidents : Queirel pour

Marseille et Vadon pour Aix. Selon l'usage antique et solennel, le président, le secrétaire et le trésorier ont rendu compte des événements de l'année. Puis, M. Sauvet — un vétéran dont le cœur bat toujours juvénilement — a demandé à l'Assemblée de ratifier un ordre du jour voté par le Conseil au mois de juillet dernier.

On se souvient, sans doute, qu'à cette époque, un journal — qui fut d'ailleurs désavoué par ceux-là mêmes qu'il prétendait défendre — vomit de grossières injures sur plusieurs confrères appartenant au Conseil du Syndicat. L'Association générale, ainsi que toutes les Sociétés médicales de notre ville, protestèrent énergiquement et votèrent des ordres du jour élogieux, qui auraient vengé nos confrères si les insultes, parties d'aussi bas, avaient pu les atteindre. C'est cet ordre du jour que le docteur Sauvet soumettait à la ratification de l'assistance, ce qui a eu lieu par acclamation.

Cet incident, soulevé inopinément a démontré, par l'enthousiasme unanime des membres présents, que les deux Sociétés étaient résolues à marcher la main dans la main et à se prêter un mutuel appui. Si la première a inscrit sur sa bannière le mot de charité confraternelle, la seconde a non moins fièrement arboré l'étendard de la solidarité : loin de s'exclure, ces deux vertus se complètent et se rehaussent l'une par l'autre. Et, dès le soir même, comme pour baptiser au champagne cette nouvelle alliance, on s'est retrouvé à l'Hôtel des Phocéens ; n'est-ce pas, en effet, la meilleure manière de terminer une belle journée ?

Pour n'en pas perdre l'habitude, finissons en passant du sévère au plaisant. Un individu assiste, pour la première fois, à un accouchement ; la parturiente pousse des lamentations à fendre l'âme au moins autant que les oreilles ; alors, notre homme de s'écrier dans l'intervalle de deux contractions : « J'avais toujours entendu dire que les grandes douleurs étaient muettes ! »

1er mars 1895.

Les questions de mutualité étant à l'ordre du jour du monde médical, comme le sont les questions sociales dans l'ordre politique, il nous a paru intéressant de reproduire ici certains chiffres officiels parus récemment.

Au 1er janvier 1893, on comptait 9.662 Sociétés de secours mutuels, dont 7.070 reconnues ou approuvées et 2.592 autorisées. Ces Sociétés comptaient 1.503.397 membres, dont 1.283.021 membres participants et 220.376 membres honoraires. Ainsi qu'on le voit, l'armée des mutualistes est réellement compacte, car, si, comme on l'admet généralement, on suppose la famille du sociétaire composée en moyenne de quatre têtes, cela fait le chiffre respectable de 5.132.084 personnes, abusant quelquefois, mais usant toujours des secours médicaux et pharmaceutiques.

Pendant l'année 1892, pour les Sociétés approuvées les recettes se sont élevées à 22.241.668 fr. et les dépenses à 20.481.322 fr., ce qui constitue un bénéfice de 1.760.346 fr. Pour les Sociétés autorisées les recettes ont atteint 9.118.542 fr. et les dépenses 6.981.115 fr., soit un bénéfice de 2.137.427 fr.

Le document officiel auquel nous empruntons ces chiffres dit bien que les cotisations des membres participants seuls auraient été insuffisantes à couvrir les dépenses, et que l'excédent est dû aux cotisations des membres honoraires et autres ressources de ces associations. Il n'en est pas moins vrai, en dépit de ce correctif peut-être intéressé, que les 9.662 Sociétés de secours mutuels réalisent annuellement un bénéfice d'environ quatre millions, — soit exactement 3.897.773 fr. pour l'année 1892.

En regard de ces bénéfices, voyons ce que coûte le service médical. Les honoraires des médecins se sont élevés pour l'année 1891 à 2.599.095 fr. 75 pour les Sociétés approuvées et 659.510 fr. 65 pour les Sociétés autorisées, soit ensemble 3.258.606 fr. 40. Ainsi le chiffre des honoraires médicaux est inférieur au bénéfice réalisé annuellement par les Sociétés ; en d'autres termes, celles-ci arriveraient encore à boucler leur budget même en doublant les sommes payées aux médecins. Ces derniers ne demandent pas autant.

Mais ce n'est pas tout. Établissons le rapport de la dépense médicale aux recettes totales. Nous avons vu que les recettes s'élevaient à 31.360.210 fr., — (savoir : 22.241.668 fr. pour les unes, et 9.118.547 fr. pour les autres) — tandis que les dépenses médicales n'atteignent que 3.258.606 fr. 40, soit le dixième environ ; ce qui revient à dire que sur 10 fr. versés à la Société, il ne revient qu'un franc aux médecins. Feu le sénateur Hippolyte Maze ne se compromettait guère en disant que « les Sociétés ne témoignent pas envers leurs médecins, en égards et pécuniairement autant de reconnaissance qu'ils en méritent pour leurs services »

Les chiffres que nous venons de citer, plus éloquents dans leur brutalité que la rhétorique de M. Puteaux et autres orateurs mutualistes expliquent et légitiment le tolle général qui s'est élevé dans le corps médical de la France, désireux de voir cesser cette exploitation.

C'est cette pensée qui, le 21 février, réunissait dans une Assemblée générale extraordinaire tous les médecins syndiqués de Marseille. Forte de l'adhésion d'un nombre respectable de Sociétés, lasse d'un provisoire qui fait surgir des difficultés à chaque instant, l'assistance a décidé qu'à dater du 1er janvier 1896 le nouveau règlement sur les Sociétés de secours mutuels, adopté en juin 1894, serait intégralement appliqué à toutes les Sociétés existantes.

Et pour bien marquer son inébranlable résolution de sortir victorieuse de la lutte engagée, l'Assemblée a édicté une sanction rigoureuse mais nécessaire contre quiconque viendrait à trahir les intérêts de la collectivité. A ceux, animés d'une louable intention, qui trouvent ces pénalités excessives, nous répondrons que le bicorne du gendarme n'a jamais effrayé que les malintentionnés, et qu'il est trop tard pour délibérer quand Catilina est aux portes de Rome. Dans la lutte pour l'existence, la défaite est aux hésitants, la victoire aux résolus.

Nous nous reprocherions de terminer cette chronique sans faire part à nos lecteurs de l'apparition d'un nouveau journal de médecine. Le *Petit Marseillais*, journal politique et quotidien est en voie de se transformer en courrier médical. Les recettes thérapeutiques qu'il publie, se distinguent, à défaut d'autres mérites, par une simplicité extrême. Désirez-vous être débarrassé d'un coryza ? Prisez du sel. Voulez-vous guérir l'influenza ? Avalez sans sourciller, — *si fieri potest*, — un verre contenant par parties égales du vin, de l'eau et de l'huile. A propos de ce dernier remède, notre nouveau confrère ajoute :

on peut en essayer, car si cela ne fait pas de bien, cela ne fera
pas de mal. Il nous semble que le docteur Sangrado du quai du
Canal s'est trompé et qu'il a voulu écrire : si cet horrible mé-
lange ne vous produit pas les effets de l'ipéca, soyez assuré
qu'il vous produira ceux non moins efficaces de l'huile de
ricin.

15 Mars 1895.

A côté des âmes généreuses, dont nous parlions naguère, et qui consacrent leur fortune aux soulagements des misères humaines, il existe des esprits d'élite qui, ne pensant pas comme M. Brunetière que la Science est en pleine banqueroute, ont foi dans le progrès et l'avenir scientifique, et encouragent princièrement ces espérances. A côté des Vincent de Paul, des Furtado Heine, des Boucicaut il y a des Mécènes, des Monthyon, des d'Aumale.

Les cinq Académies qu'abrite la coupole de l'Institut mettent chaque année au concours, grâce à des largesses posthumes, des sommes considérables. L'Académie Française ne distribue pas moins de 22 prix scientifiques ou littéraires d'une valeur globale de plus de 60 000 francs. Les prix de l'Académie des Inscriptions et Belles-Lettres dépassent 42.000 francs; ceux de l'Académie des Sciences morales et politiques 50.000 francs; ceux de l'Académie des Beaux-Arts 50.000 francs également. Ceux de l'Académie des Sciences atteignent presque 150.000 francs y compris le prix Bréant d'une valeur de 100.000 francs dont, jusqu'à ce jour, on n'a distribué que les intérêts.

Dans notre sphère professionnelle, nous trouvons que l'Académie de Médecine paye annuellement une somme de 80.000 fr. répartie en 30 prix différents, et la *Société de Chirurgie* une somme de 10.000 francs environ.

Un pareil bilan ne dénote pas la faillite. Seulement, ainsi qu'on le voit, ces dotations s'entassent dans la Ville Lumière et la province reste toujours la pauvre déshéritée Dans ces derniers temps, quelques tentatives de décentralisation ont fait bénéficier Nancy, Bordeaux, Avignon ; mais pour nous limiter

> A Marseille la Grecque, heureuse et noble ville,
> Blonde fille d'Homère,

l'esprit scientifique n'y égale pas encore l'esprit mercantil. Sans doute, l'Académie de Marseille distribue de loin en loin quelques prix littéraires et scientifiques, mais nos Sociétés locales de médecine sont réduites à la portion congrue.

Pour le Comité médical des Bouches-du-Rhône, si cette lacune n'est pas entièrement comblée, du moins un premier pas sérieux vient d'être fait dans cette voie. L'an dernier, les héritiers de notre regretté collaborateur, le professeur Rampal, ont fait donation à cette Société d'une somme de 2.000 francs pour la fondation d'un prix biennal, destiné aux étudiants en médecine de Marseille. Nous publions plus loin les conditions du prix Rampal, telles qu'elles ont été définitivement arrêtées le 23 mars 1894. Et maintenant, jeunes athlètes, apprêtez-vous à disputer noblement ce premier concours qui sera clos le 31 décembre et solennellement proclamé à l'Assemblée générale d'avril 1896.

Parler concours en ce moment, c'est nager en pleine actualité. Toute la presse médicale parisienne mène, en effet, une campagne vigoureuse dans le but d'amener l'Assistance publique à réformer le concours de l'internat. A Marseille, depuis le mois de décembre dernier, la Société médico-chirurgicale des hôpitaux s'est occupée de cette question ; plusieurs séances ont déjà été consacrées par elle à discuter les modifications qu'il conviendrait d'apporter aux concours hospitaliers en général, et d'une façon spéciale, à ceux de l'internat et de l'externat. Nous tiendrons nos lecteurs au courant des décisions prises à ce sujet.

Mais ce qui est nettement établi dès aujourd'hui, c'est qu'il faut réformer les concours, non à cause de l'institution elle-même, mais en raison du nombre croissant des candidats. Bien que toutes les corporations expriment les mêmes doléances, il est indéniable que notre profession est de plus en plus envahie. Il nous suffira de citer quelques chiffres officiels pour justifier notre dire.

En 1893, la Faculté de médecine de Paris avait fait passer 6803 examens avec 908 ajournements ; en 1894, le nombre des examens s'est élevé à 8340 et celui des ajournements à 1153. Dans cette dernière année, il a été reçu par la même Faculté 547 docteurs, savoir : 461 français dont 1 femme et 86 étrangers dont 11 femmes.

A Marseille, la progression est également croissante depuis quelques années, ainsi que l'atteste le relevé des inscriptions prises à notre Ecole de médecine.

Exercice 1891-92 : Doctorat... 300 ; officiat... 193 ; pharmaciens de 1re classe... 62 ; pharmaciens de 2e classe... 219 ; total 774 inscriptions.

Exercice 1892-93 : Doctorat... 409 ; officiat... 212 ; pharmaciens de 1re classe... 88 ; pharmaciens de 2e classe... 200; total 809 inscriptions.

Exercice 1893-94 : Doctorat... 421 ; officiat... 380 ; pharmaciens de 1re classe... 87 ; pharmaciens de 2e classe... 200; total 1088 inscriptions.

Exercice 1894-95 (1er semestre seulement) : Doctorat... 243 ; officiat... 106 : pharmaciens de 1re classe... 55 ; pharmaciens de 2e classe... 106; total 510 inscriptions qui donneront pour l'année entière 1020 inscriptions.

Si cette progression continue, il est réservé au XXe siècle de voir plus de médecins que de malades ! Ce phénomène d'accroissement se retrouve d'ailleurs dans toutes les professions libérales ; voici, à cet égard, la proportion des étudiants comparée à la population dans les six principaux pays d'Europe.

1 étudiant sur	1512	habitants en	Angleterre
1	»	1580	»	Allemagne
1	»	1683	»	France
1	»	1722	»	Autriche
1	»	1756	»	Italie
1	»	3609	»	Hongrie

Heureuse Hongrie ! Si elle ne connait pas les beautés de l'instruction gratuite et obligatoire, du moins, elle n'entend pas constamment répéter que l'agriculture, moderne Vénus de Milo, manque de bras !

1ᵉʳ Avril 1895

La date du 1ᵉʳ avril éveille naturellement dans l'esprit l'idée de *moult joyeulses faceties* à la portée d'un chacun, et cependant, ma chronique de ce jour n'est pas, malgré ses apparences, un poisson d'avril offert à mes fidèles lecteurs. C'est un récit véridique, authentique, historique, qui vient à l'appui de l'opinion de Despréaux que

> Le vrai peut quelquefois n'être pas vraisemblable.

Depuis longtemps déjà on connaissait l'art d'élever des lapins et de s'en faire des rentes ; cette dernière quinzaine nous a révélé l'art de poser des lapins au corps médical et de s'en faire des rentes. Les trompettes de la presse, qui pour les modernes ont remplacé celles de la Renommée, ont, ces jours derniers, jeté à tous les échos de Marseille les éclats retentissants de la fête du million. Quelle est cette nouvelle fête, me demanderez-vous ? Le voici en peu de mots.

En l'an de grâce 1848 et le 8 octobre, les commis et employés de la ville de Marseille fondèrent une Société de secours mutuels. Celle-ci, bien que n'étant pas espagnole, a grandi néanmoins, et aujourd'hui elle a en poche la bagatelle d'un million. Or, c'est pour célébrer cette somme rondelette — la fête du million — que le punch a flambé, que le champagne a moussé, que les crins-crins ont grincé et que les tibias se sont trémoussés.

De même que M. de Villèle, ministre de Charles X, saluait noblement du haut de la tribune française le chiffre d'un milliard, le jour où pour la première fois il faisait son apparition au budget, de même nous nous inclinons avec joie devant le premier million des commis et employés, certains qu'il va enfin détruire cette légende, accréditée par les intéressés, que la pauvreté des Sociétés de secours mutuels est comparable à celle de l'infortuné Job de biblique mémoire.

Il est évident que nous sommes en présence de ce qu'on ne pourrait appeler l'aristocratie des mutualistes, aussi doit-on s'attendre à trouver la plus grande somme de libéralité chez ces patriciens de la prévoyance. Pour examiner cette question, nous

puiserons nos renseignements dans le *Bulletin administratif
de la Société philanthropique des Commis et Employés de la
ville de Marseille, janvier 1895, n° 199*, c'est-à-dire dans les
documents que l'Administration elle-même veut bien mettre à
la disposition des profanes.

Nous constatons d'abord, que fondée en octobre 1848, cette
Société présente à son bilan du 31 décembre 1894 (page 2364) la
somme de 1.006.097 fr. 18 ce qui, pour une période de quarante-
six ans et trois mois, — on ne nous en voudra pas de faire
abstraction des trois mois, — représente un bénéfice annuel
moyen de 21.871 fr. 67; c'est un joli denier par le temps qui
court. Mais, dira-t-on, il est certain que ce million n'a été atteint
que grâce à des donations testamentaires ou autres de riches
armateurs ou négociants ? En effet, nous trouvons à la page 2383
la liste des donateurs, dont le premier remonte au 12 janvier 1863
et le dernier au 29 juillet 1892. Or, la somme totale versée dans
la caisse de la Société par ces généreux bienfaiteurs ne s'élève
qu'à 7.300 fr. ce qui ne modifie pas sensiblement notre calcul.

La Société comptait, au 31 décembre 1894 (page 2366),
787 membres honoraires bienfaiteurs, 2.672 membres actifs et
170 membres retraités ; au total, 3.629 membres, dont 2.842
ayant droit aux secours médicaux et pharmaceutiques. Nous
ne pouvons comprendre ici, faute de documents statistiques,
les cinq cents familles environ qui se servent du médecin, ce
qui élève ce chiffre à un minimum de 4.000 personnes.

Le service médical est assuré par quatre docteurs en médecine, dont le nom figure en vedette sur la première page du
Bulletin Administratif. Les honoraires trimestriels de ces
quatre confrères (page 2.358) s'élèvent à 1.050 francs, ce qui
les porte, pour l'année entière, à 4.200 francs. Ainsi, nos hono-
rables confrères soignent, pendant toute une année, 2.842 personnes au minimum pour 4.200 francs, ce qui revient à 1 fr. 47
par tête, et chaque tête à moins d'un demi-centime par jour
(0 fr. 00402). J'ai bien de la peine à croire qu'après quarante-
six ans d'exercice avec de pareils honoraires, mes confrères
puissent à leur tour célébrer leur fête du million.

Ne trouvez-vous pas que la dissection de ce bilan est singu-
lièrement instructive ? Comme ces faits viennent bien à point
corroborer le rapport de M. Puteaux, l'homme du monde qui
sait le mieux éplucher les circulaires du Syndicat des médecins
de Marseille, et en isoler avec art les phrases intransigeantes,
ce qu'il fait du reste avec une habileté à laquelle je rends hommage. Qui ne sent combien est dans le vrai le défenseur auto-

risé des sociétés de secours mutuels quand il écrit : « D'ailleurs, plus les sociétés seront puissantes, plus leur groupement sera important, d'autant mieux il sera possible de rétribuer les médecins avec un peu plus de générosité. » Je mets au défi mon honorable contradicteur de trouver une société plus puissante, — un million,— plus nombreuse, — 3.600 membres, — et en même temps moins généreuse,— 1 fr. 50 par membre.

Il est vrai que M. Puteaux, trouvant les rémunérations des médecins insuffisantes, refuse de les appeler un traitement, et les qualifie dans un euphémisme charmant d'indemnité. Pourquoi a-t-il reculé devant le mot technique ? A sa place, j'aurais franchement écrit un pourboire, car, pour la Société qui nous occupe, les honoraires des médecins sont inférieurs à ceux des agents subalternes (1.050 francs contre 1.405 fr. 30 par trimestre — page 2358).

Comme il serait bien reçu le confrère qui oserait comparer un sociétaire à un indigent ! Et pourtant, voilà une Société qui économise annuellement plus de 20.000 francs et qui n'accorde pas même, pour toute l'année, le tarif que l'Assistance médicale gratuite a fixé pour une seule visite aux indigents. Ce n'est pas cet exemple qui nous convaincra, comme l'avance M. Puteaux, que les « Présidents de Sociétés de secours mutuels n'ont qu'un très vif désir, celui d'acquitter, dans la mesure du possible, leur dette envers les médecins. »

Nous devons, faute d'espace mais non pas d'arguments, limiter notre causerie. Il nous suffit pour aujourd'hui d'avoir démontré que, pour le travail qu'on exige de nos confrères, le traitement que leur alloue la Société des Commis et Employés est humiliante dans toute l'acception du mot. Et cependant

Rodrigue qui l'eût dit ? Chimène qui l'eût cru ?

on chuchotte dans la coulisse que nos confrères, contents de leur sort comme la femme de Sganarelle l'était du sien, refusent avec obstination toute augmentation dans leurs honoraires ! En vérité, depuis qu'Hippocrate a refusé les présents d'Artaxercès, on n'a jamais vu, parmi les disciples d'Esculape, une abnégation plus grande, un sacrifice plus héroïque ! Nous ne doutons pas que, pour honorer ce dévoûment, il ne leur soit accordée une place d'honneur dans le Panthéon de l'histoire :

AUX GRANDS MÉDECINS LA MUTUALITÉ RECONNAISSANTE !

15 Avril 1895.

La loi sur l'exercice de la pharmacie, en cours de discussion devant les Chambres, a rappelé l'attention sur les spécialités pharmaceutiques. Moins nombreuses assurément sont les étoiles du firmament et les sables du rivage ; chaque jour, en voit éclore de nouvelles. Il semble qu'un génie malfaisant les ait sorties de la boîte de Pandore et jetées sur notre planète avec cette malédiction : « Croissez et multipliez. »

Mais les enfanter dans le silence du laboratoire, les extraire de l'alambic ou du pilulier n'est rien, si, pour employer une expression d'officine, on ne les enrobe d'une de ces réclames géniales qui forcent la popularité. Après les avoir conçues et procréées, il faut leur assurer l'existence par quelques coups de tamtams retentissants

> Qui tâchent d'arrêter les regards des passants.

C'est alors qu'interviennent ces chinoiseries intellectuelles, véritables trouvailles des Barnums, qui, du train dont vont les choses, menacent de dégénérer en débauches cérébrales. Il est curieux, en effet, d'examiner par suite de quelles transformations successives, tous les marchands d'orviétans, partis des tréteaux de la place Dauphine, en sont arrivés à cet envoi de cadeaux-réclames dont on inonde nos cabinets.

On a prétendu, avec une fine ironie, que le père de tous les charlatans s'était installé au Paradis Terrestre, et que, sous les traits du serpent, il avait, à l'abri d'un pommier, offert sa panacée à nos premiers parents. — « Mon cher chroniqueur, me direz-vous, passez au déluge ? » — « Volontiers, aussi bien l'élixir de Mathusalem se réclame de cette époque ; le baladin qui l'offrait au public affirmait que le secret de sa composition avait été sauvé du déluge par un de ses ancêtres qui s'était réfugié sur le pont de l'arche. »

Comme notre intention n'est pas d'écrire l'histoire du charlatanisme, abandonnons les temps préhistoriques. En France, c'est à la fin du XVIᵉ siècle, avec Tabarin, que les spécifiques commencent à se débiter avec grands renforts de boniment. Installé au coin du Pont-Neuf, notre illustre bateleur, faisant accourir toute la capitale à ses parades, vendait son baume contre la migraine et le vertigo, son opiat contre les maux de dents et son onguent contre la brûlure « dont il avait éprouvé les effets merveilleux lors de sa descente aux enfers. » Ses successeurs les plus illustres furent Mondor, « le bel homme à la grande barbe, à la longue robe », Hieronimo et Jérôme Ferrante l'importateur de l'orviétan.

C'était l'époque où, semblables à Fontanarose, ces chevaliers de la guenille, drapés dans des manteaux de pourpre, installés sur des chars que surmontait un orchestre cacophonique, allaient de ville en ville spéculant sur la crédulité humaine.

> Accourez tous, venez m'entendre,
> Moi, l'ami de l'humanité,
> Avec amour je viens vous vendre
> Cet élixir et la santé.

L'an 1793 qui vit supprimer les Facultés fut un triomphe pour l'empirisme ; plus en vogue que jamais sous la Révolution et le Directoire, on vit une nuée de charlatans s'abattre sur tous les carrefours et régner en maîtres sur la place publique jusqu'à ce que parut, en l'an XI, la loi sur la médecine.

Aujourd'hui, ces procédés à la Mengin, l'homme au casque, sont délaissés; nous ne voyons guère débiter de la sorte que les remèdes contre les cors et les élixirs odontalgiques. Le prospectus a remplacé le boniment, mais nous avons perdu au change. Ces articles à faux nez scientifiques, ces signatures quémandées, ces pseudo-observations ne valent ni les traits d'esprit ni les réparties tabarinesques. « Mon vermifuge, disait l'un, vous débarrassera des lombrics, des ascarides, des ténias ; que dis-je, il vous préservera des vers pendant votre vie et même après votre mort, car mon baume embaume. » Mon spécifique, disait un autre, est infaillible ! Prenez-le sans hésiter.
— « Et si j'en meurs ? » objecte timidement un badaud. — « Si vous en mourrez, répond l'histrion, je vous autorise à proclamer publiquement que je suis un imposteur ! » Non, en vérité, les prospectus ne sont pas aussi amusants ; c'est pour cela qu'on les jette au panier sans les lire.

C'est en vain qu'on les estampille à l'encre rouge de la mention : *Très important* ou *Prière de lire avant de jeter*, c'est en vain qu'on les glisse sous enveloppe fermée avec un timbre de quinze centimes, c'est en vain qu'on nous les adresse sous forme de papier buvard, c'est en vain qu'on utilise pour nous séduire la machine à écrire Yost, personne ne les lit plus. Le prospectus est en décadence, c'est le raté de la réclame.

Il fallait trouver mieux. C'est alors que les journaux apparurent comme un filon à exploiter. La quatrième page des feuilles quotidiennes se tranforma en images d'Epinal pour nous raconter les mésaventures de M. de Poumonfort ; puis se fut, avec portraits et attestations à l'appui, l'album des hommes du jour allant du cardinal Lavigerie à Yvette Guilbert. Que d'histoires n'a-t-on pas fait intervenir depuis l'abdication de Behanzin jusqu'au retard du steamer la *Gascogne* ? Que de vers mirlitonesques n'a-t-on pas composé sur les douceurs des pastilles Alexandre ou sur l'efficacité des pilules Suisses ?

Ce n'était pas assez encore ! Et l'on crut avoir trouvé le dernier mot de la réclame le jour où surgit l'idée d'envoyer aux médecins, sous prétexte d'échantillons, les produits pharmaceutiques. Dans l'espace de quelques mois, nos caves s'emplirent d'eaux minérales de toute sorte, de vins médicamenteux de toute espèce ; nos armoires furent bondées de pilules purgatives, de poudres laxatives, de pâtes et de pastilles pectorales ; on poussa la gentillesse jusqu'à nous faire parvenir des suppositoires ! et des bougies uréthrales ! !... Honni soit qui mal y pense ! ! !

Mais la lutte était inégale ; les ovules médicinaux, les péricols, les créosocones étaient distancés par les élixirs digestifs ; les vins toniques détenaient le record... de la faveur médicale. Pour renverser ces idoles, il fallait les surpasser en générosité, et les cadeaux-réclames vinrent ouvrir des horizons nouveaux. Sous cette influence nos salles d'attente se transformèrent en musée pharmacologique ; et le médecin put à son aise, assis dans son fauteuil, entreprendre à l'exemple de Xavier de Maistre un *Voyage autour de son cabinet* et voir défiler devant lui toute la thérapeutique contemporaine.

Nous ne saurions mieux faire apprécier cette généreuse pensée des producteurs qu'en publiant quelques extraits d'un roman qui doit bouleverser le xxe Siècle. L'auteur, un académicien de l'avenir, désire garder l'anonyme, mais il nous a autorisé par faveur insigne à offrir à nos lecteurs un aperçu de son ouvrage.

« Midi vient de sonner. Harassé par sa tournée du matin, le
« bon docteur rentre chez lui l'estomac dans les talons, et l'ins-
« tinct le pousse automatiquement vers sa salle à manger. Négli-
« gemment il jette les yeux sur un menu illustré sur papier
« Wattmann que la *tisane norvégienne* lui expédie avec ponc-
« tualité. Réconforté par cette lecture, il sort sa serviette d'un
« rond en celluloïde aux armes du *vin Girard*, et commence,
« pour se mettre en appétit, par déguster dans un cristal où
« flamboie encore la signature de *Girard*, deux doigts de *pepto-*

« *fer Jaillet*. Entre temps, selon qu'il est dyspeptique, anémique
« ou arthritique, il se fait servir de l'*eau de Pougues*, *d'Orezza*
« ou de *Vittel*.

« Suffisamment restauré, il passe dans son boudoir ; là, pen-
« dant qu'on prépare son moka quotidien,

> .... Cette liqueur au poète si chère,
> Qui manquait à Virgile et qu'adorait Voltaire,

« Il savoure avec délice un superbe havane qu'un vieux loup de
« mer lui a rapporté de la perle des Antilles, ayant bien soin
« de faire tomber la partie brûlée dans un cendrier des *eaux*
« *d'Alet* ou de l'*eau purgative François-Joseph*. Entre deux
« bouffées, il parcourt son courrier, sectionnant les feuillets de
« son journal avec un couteau à papier en ivoirine du *quinium*
« *Roy* ou de l'*élixir Laprade* ; puis, dans un hanap ciselé au
« blason du *vin Bravais*, il absorbe, en guise de pousse café,
« quelques larmes de *curaçao sec Bravais*. Pour tuer le temps,
« il feuillette l'*album de Pougues* illustré par Job, ou admire
« les *photogravures de Vittel*. Une *liseuse Chloridia* en écaille
« le guide dans cette distraction.

« Mais jetant les yeux sur sa montre enchâssée dans un oper-
« cule des *dragées Hecquet*, il s'aperçoit que l'heure du cabinet
« a sonné. Il ouvre sa porte et le premier client qui se présente
« vient justement acquitter une note d'honoraire ; il glisse les
« louis dans un étui nickelé du *naphtol granulé Fraudin* et la
« menue monnaie dans un porte-monnaie *vin Girard*. Le second
« client est un malade qui vient consulter ; après quelques
« questions et son diagnostic fait, le bon docteur prend son *bloc*
« *ordonnances Robin* ou son *block-notes Vacheron* et inscrit
« quelques formules. Avant de signer, il faut dater, or, il a juste-
« ment oublié le quantième du mois ; qu'à cela ne tienne, il n'a
« que l'embarras du choix ; sur sa cheminée se trouve le *calen-*
« *drier Vittel* où grimace Fusier, sur les murs de son cabinet
« l'*éphéméride à rubans mobiles de Pougues* surmonté d'une
« brochette d'oisillons, en face de lui l'*agenda Hecquet* fine
« peinture sur étoffe, sous sa plume le *sous-main buvard*
« *Rosenwald*. Le client suivant vient prier le docteur de passer
« chez lui après son cabinet ; aussitôt, prenant son *crayon*
« *Girard*, il sort son *portefeuille Lefranc* et inscrit l'adresse
« sur son *agenda Gonnon ou Limousin*. »

Là s'arrête malheureusement le manuscrit que m'a confié mon
excellent ami, l'académicien du 41ᵉ fauteuil. On peut juger par

cette littérature qui n'est ni classique, ni romantique, ni même décadente, ce que sera au xxe Siècle la réclame pharmaceutique, dont les armes parlantes sont : beaucoup de gueules sur peu d'argent, et la devise: *quo non ascendam*. Pour ma part, j'espère bien en effet qu'un Géraudel futur nous procurera avant peu

Bon souper, bon gite et le reste,

ainsi soit-il.

1er mai 1895.

C'est du Nord aujourd'hui que nous vient la lumière !

Dans la lutte engagée entre les Syndicats médicaux et les Sociétés de secours mutuels, le Midi, jusqu'à présent, tenait la corde avec Chambéry et Marseille pour chefs de file. Or, voilà qu'au dernier tournant, presque en vue du poteau d'arrivée, cette dernière, lâchant pied subitement, se trouve passer en queue après avoir mené le train. Tous mes lecteurs savent que cette défaillance imprévue est due à une douzaine de coursiers, de performances indécises, qui se sont dérobés au dernier obstacle. Principales victimes d'une victoire escomptée, elles nous semblent plus à plaindre qu'à blâmer. N'insistons pas, et voilons d'un crêpe cette page de nos annales qui donne un si triste démenti à la devise de notre cité : *Actibus immensis urbs fulget Massiliensis.*

Pendant que Marseille rompt d'une semelle, Bruxelles — car le mouvement a franchi les frontières, — fait un pas en avant, et l'Allemagne décrète un tarif d'honoraires qui fait pâlir le nôtre. Nous le publions aux informations.

Les mutualistes Bruxellois composés, paraît-il, de personnes aisées, ont décidé de n'accorder aux médecins que deux francs par an pour soigner toute une famille. Constatons incidemment que leur générosité dépasse de 53 coudées, pardon ! de 53 centimes celle des Commis et Employés de Marseille. Cette hauteur de vue n'a pas été appréciée à sa juste valeur par le Conseil du syndicat médical bruxellois qui a organisé la résistance ; mais, ce qui va frapper d'étonnement mes lecteurs provençaux, c'est que l'Assemblée générale des membres syndiqués, au nombre de plus de trois cents, a ratifié l'attitude du Conseil. Bel exemple de solidarité ! les médecins de Marseille pouvaient avoir l'honneur de le donner, auront-ils seulement le courage de le suivre !

Et cependant, qu'on le veuille ou non, un peu plus tôt, un peu plus tard, il faudra en venir là. Nous marchons à grands pas dans un siècle où la collectivité annihile l'individualité ; l'isolement n'est plus permis, il n'est même plus possible. Regardez autour de vous, tout s'allie, se groupe, se fusionne. Enserrés dans leurs frontières les peuples contractent des alliances, épuisés par leur labeur les producteurs appellent à leur aide les tarifs protectionnistes, les commerçants se liguent, les Sociétés de secours mutuels forment des fédérations, les coopératives surgissent de tout côté, seuls, les médecins restent réfractaires.

Et pourtant, alors que nos salaires s'abaissent, la concurrence plus nombreuse, comme je le démontrais naguère, menace de nous submerger. Il y a, en Angleterre, 26.790 médecins ; en France, 16 538, ce qui donne la proportion de un médecin pour 1000 habitants à Paris, un pour 830 à Londres. A Marseille, on trouve 365 praticiens pour 405.000 habitants, ce qui permet, à ces derniers, de consulter chaque jour de l'année, de la Circoncision à la Saint-Sylvestre, un médecin différent ; la proportion y est de un médecin pour 1110 habitants.

En présence de cette situation, en face de cette évolution universelle, il n'y a pas deux partis à prendre ; il faut cesser la lutte de tirailleurs et marcher au combat en bataillons serrés. C'est l'avenir, car on ne remonte pas un courant, et c'est aussi le salut. Bouder les syndicats médicaux, c'est faire preuve d'imprévoyance, mais leur être hostile, leur susciter des obstacles, c'est un rêve insensé ; autant vaudrait, comme le disait M. de Mun, tenter d'arrêter une locomotive avec un fétu de paille.

> Ceci s'adresse à vous, esprits du dernier ordre,
> Qui n'étant bons à rien, cherchez sur tout à mordre ;

N'allez pas, comme le serpent, user vos dents contre cette lime.

Sur ce sujet inépuisable, la plume ne s'arrêterait jamais, et cependant nous devons nous borner, car il nous reste encore à rapporter deux événements de la quinzaine ; l'Assemblée du Comité Médical et l'incident des hospices.

Le Comité Médical des Bouches-du-Rhône a tenu sa 52ᵐᵉ Assemblée générale annuelle le 25 avril sous la présidence de M. Paret ; nous nous plaisons à constater qu'elle avait été rarement aussi nombreuse. Lecture des événements de l'année a été donnée par le président, puis le trésorier a indiqué l'état des finances. Le capital actuel s'élève à 145.000 francs environ ; c'est joli pour une simple cotisation de dix francs avec laquelle il faut payer un logement, un employé, l'impression de nos travaux, l'achat de livres et instruments et, par surcroît, soulager les nombreuses infortunes médicales.

Notre confrère Nicati a émis l'idée, dont nous nous étions déjà fait jadis le promoteur, de faire du *Marseille-Médical* le journal officiel du Comité, qui, naturellement, serait adressé à tous ses membres. Une Commission a été nommée pour étudier cette question, très heureuse en principe, mais pleine de difficultés dans sa réalisation. Nous lui souhaitons de mener cette étude à bonne fin, mais la solution ne nous paraît possible qu'à la condition d'augmenter les cotisations du Comité.

Le bureau a été ainsi constitué pour l'année 1895-96. Président : Paret ; Vice-Président : F. Arnaud ; Secrétaire-général : J. Bourdillon ; Secrétaire des Commissions : Arbitrale : Rampal ; Scientifique : G. Lachaux ; Secours : Machon-Bey ; Finances : Castueil ; Bibliothécaire : J. Arnaud ; Inspecteur : Goy ; Trésorier : A. Bremond ; Conseillers (renouvelables par tiers) pour trois ans : Fallot, Curtil-Boyer, Pluyette, P. Sicard, G. Bremond, Jubiot ; pour un an : Gallerand ; Commission électorale pour 1896 : Rubino, Denans, Sarles, Vincent, de Luna, Lanel, Lartail.

L'incident des hospices a été rapporté tout au long dans les journaux politiques. Deux avocats viennent de plaider pour les hôpitaux ; l'un Me A... fait abandon de ses honoraires, l'autre, Me E... réclame 3.600 fr. pour trois plaidoiries. Là dessus deux administrateurs MM. Roche et Moulin discutent avec véhémence, l'un critiquant, l'autre défendant la conduite de Me E...

Si dans ce litige délicat il nous fallait émettre un jugement, nous nous inspirerions de Salomon, le sage qui sut le mieux couper en deux les difficultés. Nous dirions à M. Roche : Oui, vous avez raison, l'avocat vit du barreau comme le prêtre de l'autel ; vous lui avez confié des dossiers, il les a étudiés, compulsés et défendus à la barre, tout travail mérite salaire, ses honoraires lui sont dus.

Puis, nous dirions à M. Moulin : certes, vous n'avez pas tort de défendre le bien des pauvres. Douze cents francs une plaidoirie ! Nous ne savons pas si le silence est d'or, mais nous apprenons que la parole est d'argent. Sans doute, étant donné l'importance de la cause et le talent du défenseur, ces honoraires ne sont pas exagérés ; mais l'administration hospitalière ne traite pas comme un particulier ; vous ne pouvez payer 1.200 fr. un avocat par plaidoirie, quand vous ne donnez que 600 fr. pour toute l'année à vos médecins et chirurgiens. Ceux-ci perdent tous les jours une grande partie de leur matinée pour soigner vos malades, et pratiquer les opérations les plus graves, les plus délicates et les plus rémunératrices de la chirurgie. Pour 1 fr. 65 par jour, ils soignent les varioleux et les cholériques, opèrent les cataractes, pansent les cancéreux, pratiquent des laparotomies ; vous devez traiter également des professions également libérales.

Ces arguments viennent naturellement à l'idée, et nous pensons bien que notre confrère le Dr De Belly, le seul médecin de l'administration, a dû les faire valoir. Me Roche, comme c'était son droit, a défendu ses confrères du barreau, le Dr De Belly, comme c'était son devoir, a dû signaler cette anomalie. Nul doute qu'il n'ait saisi avec empressement cette occasion de demander le relèvement de nos honoraires..... (Je n'ose plus écrire pourboire, depuis que ce mot qui s'est glissé dans ma chronique du 1er avril, m'a été si amèrement reproché par un de nos plus spirituels confrères !)

Je n'ai parlé de l'incident que pour bien établir qu'aux yeux de l'administration hospitalière, médecins et avocats ne marchaient pas de pairs ; mais, mon rôle de chroniqueur accompli, je me hâte d'ajouter que le fait en lui-même me laisse parfaitement insensible car,

.... Moi, foi de gentilhomme !
Je m'en soucie autant qu'un poisson d'une pomme !

15 Mai 1895.

Hip! Hip! Hip! Hourrah! pour les médecins! La dynastie médicale des maires du palais n'est pas sur le point de s'éteindre! Depuis quelques années, ces bons docteurs, comme les appelle Gyp, sont en train de se repasser l'écharpe municipale comme s'il s'agissait de rhubarbe ou de séné. Après Flaissières, Carcassonne, après Carcassonne, Livon ; et c'est pas fini ! ! ! comme dit l'inimitable Plessis.

Faut-il que nous soyons assez malades pour conserver ainsi un médecin à notre chevet, je veux dire à notre tête ! C'est à croire que nous sommes devenus la capitale des morticoles ! A l'heure présente, ce sont Mireur et Flaissières (déjà nommé), qui se disputent l'honneur de tâter le pouls, ou plutôt, car ce serait plus exact, de faire tirer la langue à la pauvre Massilia. La belle choisira-t-elle le traitement radical ou préférera-t-elle la médication spécifique ? *That is the question ?* Quand paraîtront ces lignes nous serons fixés ; mais que ce soit Siméon ou que ce soit Hippolyte, nous restons convaincus qu'il faudra en arriver à la saignée..... des contribuables. Il n'y aura rien de changé à Marseille, il n'y aura qu'une municipalité de plus.

Et pendant qu'on fait une orgie d'affiches électorales, pendant que les bulletins de vote pleuvent dans les urnes comme les confetti en temps de carnaval, nos rues restent défoncées, poussiéreuses avec le soleil, boueuses avec la pluie ; nos cantonniers, le balai aux bras, attendent avec le flegme oriental que le mistral, la première des balayeuses mécaniques, ait fait leur besogne ; nos trottoirs, aux couleurs bariolées, ressemblent à un immense habit d'arlequin, mais à un habit usé et troué ; nos ruisseaux, comme à la rue Janelin ou à la rue Beauregard, s'étagent en cascades odorantes ; les bouches de nos égouts, cratères toujours en irruption, lancent aux narines des passants des effluves qui ne rappellent que de très loin l'ylang-ylang ou la peau d'Espagne ; les chars des fosses mobiles continuent, à l'heure de l'absinthe, leurs promenades indolentes et narquoises ; le canal de la Douane,

Tranquille et fier du progrès de ses eaux,

abrite sous son onde dormante un éternel combat où s'entre-dévorent tous les microbes de la création ; en un mot, au point de vue hygiénique, le seul qu'il nous soit permis d'aborder, Marseille continue à être citée comme modèle.

Et puisque nous sommes sur le chapitre de l'hygiène urbaine, qu'il soit permis au plus humble des électeurs d'adresser une requête à ce sujet aux futurs élus du 19 mai. Nous sommes convaincus que dans les clubs les plus démagogiques d'Endoume ou de la Belle-de-Mai, il n'a pas été abordé une question plus humanitaire, plus socialiste au sens vrai du mot, que celle dont nous voulons parler : l'isolement du service des varioleux.

Certes, nous ne sommes plus à l'époque, heureusement lointaine, où les malades des hôpitaux couchaient deux dans le même lit, un varioleux coudoyant un fracturé ; il y a même longtemps qu'une salle spéciale est affectée au service de la variole, mais cet isolement est-il efficace ? N'est-il pas plus théorique que pratique ? C'est ce que nous allons examiner.

De même que certains médecins s'imaginent faire de l'antisepsie parce qu'ils se lavent les mains, de même nos gouvernants ont cru faire de l'isolement en parquant les varioleux dans un coin de l'hôpital de la Conception. Or, cet isolement fictif n'est qu'un trompe-l'œil ; c'est le digne pendant des quarantaines qu'en 1884 on imposait aux tartanes venant de Toulon, alors qu'on laissait libres les voies ferrées et carrossables.

Il ne faut pas oublier, en effet, que l'hôpital de la Conception abrite une population de 800 malades environ, et qu'il est entouré de deux autres agglomérations : le couvent du Refuge et la prison Saint-Pierre. Or, déjà à l'époque où nous étions interne du service de la variole, nous avions remarqué qu'il nous arrivait par poussées, tantôt des prisonniers, tantôt des Magdeleines repentantes, selon que les jours précédents le vent avait soufflé dans une direction ou dans l'autre.

Depuis, nos collègues Coste, Arnaud, Boinet ont été frappés du grand nombre de variole contractée dans l'hôpital même. Très suggestifs à cet égard sont les chiffres suivants cités par le docteur Arnaud. En 1894, il a soigné 66 varioleuses à la salle Sainte-Julie (1er étage du 1er pavillon de gauche). Sur ce nombre, vingt-et-une, c'est-à-dire les trois quarts, provenaient de la Conception ; et, fait plus probant encore, quinze de ces dernières venaient de la salle Sainte-Berthe (rez-de-chaussée du 1er pavillon de gauche). Ainsi, la salle Sainte-Berthe, située au-dessous de la salle Sainte-Julie, a procuré les trois quarts des cas intérieurs, et à elle seule un quart des varioleuses traitées pendant l'année.

N'en déplaise à ceux qui n'aiment pas l'éloquence des chiffres et qui raillent gauloisement la statistique, nous trouvons dans la lecture de ces documents une preuve convaincante de la défectuosité de l'isolement. Que le contage ait lieu sous l'influence de la pesanteur qui fait tomber les germes pathogènes dans la salle en dessous, ou sous l'influence du vent qui les pousse vers les autres points de l'hôpital ; que la propagation ait lieu par la porte d'entrée, par l'escalier ou par les communications, peu nous importe, ce qui est évident c'est la transmission de la variole, et, comme corollaire, le vice de l'isolement. C. q. f. d. comme disent les mathématiciens.

On nous blâmera peut-être de soulever le voile qui couvre ces misères, et de les étaler au grand jour de la publicité ; nous ne craignons guère ce reproche. Car, si nous n'ignorons pas que la vérité, comme l'a dit M. de Tocqueville, est un flambeau qu'on risque d'éteindre en l'agitant, nous savons aussi, par expérience professionnelle, que pour porter un remède efficace au mal il faut d'abord mettre les plaies à nues. En poussant le cri fameux : *Caveant consules*, nous accomplissons notre devoir, que la municipalité fasse le sien.

C'est à dessein que nous écrivons municipalité et non Commission administrative des hospices, car cette dernière, prévenue maintes fois par les chefs de service, s'est toujours empressée, dans sa sphère d'attribution, de prendre toutes les mesures palliatives possibles. Si, le cas échéant, nous ne lui ménageons pas nos critiques, il est de toute équité de lui rendre pleine et entière justice quand l'occasion s'en présente et nous sommes heureux de le faire.

Il me paraît amplement démontré par ce qui précède que le service de la variole ne doit plus rester à l'hôpital de la Conception, parce que son isolement est un leurre, parce que les barrières qu'on lui oppose sont inefficaces. Il appartient aux nouveaux consuls d'agir en conséquence.

Pour ne pas nous éterniser dans l'hygiène où, selon un proverbe tronqué, il n'y a pas de plaisir, terminons cette chronique par une question de médecine légale. Savez-vous pourquoi l'on songe à poursuivre comme exercice illégal de la médecine le général Duchesne et tout le corps expéditionnaire de Madagascar ? — ? ? ? — Parce qu'ils vont faire des *Hovasriotomies !*

1ᵉʳ juin 1895.

Quand donc un bon arrêté municipal nous débarrassera-t-il des soit-disant expériences médicales données en pâture à la curiosité publique ? Hier c'était Pickmann, aujourd'hui c'est Succi. Ces deux virtuoses de l'actualité se recommandent sur leurs affiches du nom d'incontestables célébrités ; mais, venant dans une ville comme Marseille qui compte au bas mot quatre ou cinq Sociétés médicales ils n'ont cure de s'adresser à elles. Nous nous applaudissons du reste, qu'ils aient été chercher leurs compères en dehors de nos Associations.

Un autre point de similitude entre ces deux *great man*, c'est que leur boutonnière est également fleurie, leur poitrine également constellée de médailles. Il est vrai, que par un système de compensation, — ce que les biologistes appellent, je crois, la loi du balancement, — notre confrère des hôpitaux de Paris, le Docteur Ferrand, s'est vu refuser à la fin de sa carrière, malgré les réclamations de ses collègues, malgré les protestations de la presse, un simple bout de ruban rouge.

Mais, revenons à Pickmann et à Succi. Point n'est besoin de les présenter à nos lecteurs, puisqu'ils ont pris soin de placarder dans toute la ville leur portrait plus grand que nature. Tout le monde connaît la barbe blonde et les oreilles percées d'anneaux d'or de Pickmann, les moustaches relevées et l'air semi-mondain, semi-fracasse de Succi. Le premier hypnotise avec brio, et profitant de cette allure scientifique, exécute avec une adresse remarquable des tours de haute prestidigitation. Le second a une manière spéciale de pratiquer, en toute saison, le saint temps du carême ; c'est l'art de vivre sans manger et de s'en faire des rentes ! qui sait si la solution, introuvée jusqu'à ce jour, de la question sociale, n'est pas à l'état embryonnaire dans le procédé Succi !

En attendant, il faudrait mettre un terme à ces spectacles fantaisistes, où la science sert de prétexte, et dont l'homme-statue de l'Alcazar paraît être la dernière incarnation. Mais comment s'étonner de l'indifférence des pouvoirs publics à cet égard quand les médecins eux-mêmes ont si peu souci de leurs intérêts et de leur dignité. Car, si triste qu'en soit l'aveu, il faut bien reconnaître que les médecins marseillais ont encore besoin d'aller à l'école... de la déontologie, que, d'ailleurs, les

facultés de médecine française s'empressent, et pour cause, de
ne pas professer.

Vous vous rappelez sans doute avec quels cris de putois fut
accueillie la proposition du Syndicat médical tendant à l'impression et à la distribution gratuite des règles de déontologie du
professeur Grasset ! Et quand ce même Syndicat, prenant le
taureau par les cornes, voulut renverser la tyrannie des Sociétés
de secours mutuels, vous vous rappelez aussi avec quels cris
de chattes en mal de matous il fut accueilli ! Un vieux dicton
populaire prétend qu'on juge les autres d'après soi-même, est-
ce pour cela que le Syndicat fut traité de forêt de Bondy, voire
même de deuxième allée du Prado, où, à la nuit tombante, on
vous enlève le portemonnaie qu'on remplace délicatement par
une lame de couteau... dans le dos.

Il était cependant bien anodin ce pauvre Syndicat ; à quels
dieux infernaux ne l'eût-on pas voué, s'il eût proposé un
ensemble de prescriptions relatives aux actes attentatoires à la
dignité professionnelle ; s'il eût parlé de sévir contre ceux qui
se font interwiever dans les journaux politiques ; s'il eût
demandé une pénalité contre ceux qui dichotomisent avec les
sages-femmes ou les employés d'hôtels ; s'il se fût élevé contre
ces plaques-réclames qui rappellent le blindage de nos
cuirassés. C'est pourtant ce que vient de décider la Chambre
médicale de Vienne, non pas Vienne en France, mais Vienne
capitale de l'Autriche. Aussi, médecins marseillais, mes très
chers confrères, croyez-moi, restons sous le beau ciel de la
Provence, n'allons pas excercer nos talents en Autriche, nous
risquerions d'y trouver avec un ciel moins clément, un Syndicat
plus inclément encore.

Et cependant l'indifférence de la masse bien plus que l'hosti-
lité d'un petit groupe a suffi à l'annihiler. Après avoir placé
son Conseil à un poste de combat, vous lui avez ôté toutes ses
cartouches, vous n'avez laissé dans ses mains qu'un tronçon
d'épée ; impuissant à vous défendre désormais avec de telles
armes, il s'est résigné, dans l'Assemblée du 16 mai, à vous
remettre le commandement.

Nous n'irons certes pas jusqu'à prétendre dans une comparaison audacieuse — *Sic parvis componere magna solebam* —
que ses adieux furent solennels comme ceux de Fontainebleau,
non, mais à voir la mine attristée de la vieille garde accourue
en grand nombre, on sentait dans l'air comme un vague retour
de l'île d'Elbe. Quoiqu'il en soit, pour l'heure présente, une
commission de cinq membres, composée des docteurs Isaac,

Payan, J. Bernard, Lartail et Castelli, a été chargée de faire le recensement de l'opinion du corps médical et, celle-ci connue, de préparer des élections sur le programme de la majorité. Il ne nous appartient pas de prophétiser quel sera ce programme, quelles seront ces élections, mais, dans la circonstance, nous ne pouvons nous empêcher de songer aux grenouilles du bon Lafontaine ; c'est dans cette intention que nous transcrivons ici sa charmante fable, revue, corrigée et passablement déformée.

LES MÉDECINS MARSEILLAIS QUI DEMANDENT UN SYNDICAT

Les médecins se lassant
De leur état fort précaire,
Par leurs clameurs firent tant,
Que le Sénat vota la loi syndicataire.
Marseille eut en partage un Conseil pacifique,
Mais qui fit toutefois un tel bruit en naissant,
Que la gent médicamenteuse,
Gent fort sotte et fort peureuse,
Se cacha dans ses maisons,
S'abstenant aux réunions,
(L'abstention est toujours sage !)
Sans oser de longtemps regarder au visage
Celui qu'elle croyait être un nouveau géant.
Or, c'était un bon enfant,
Dont la naïveté fit peur au médicastre
Qui le premier s'aventurant
Implora le secours de l'astre.
Il approcha, mais en tremblant,
Un autre le suivit, un autre en fit autant,
Enfin, ce fut la ville entière ;
Et leur troupe à la fin se rendit familière
Jusqu'à blaguer le pauvre syndicat.
Le bon Sire le souffre et n'en fait pas grand cas,
Mais il en a bientôt la cervelle rompue,
Il quitte le pouvoir, livre aux mutualistes,
Qui s'en gaudissent fort, les médecins tout tristes ;
On les bafoue, on les hue,
On les exploite à plaisir ;
Et les médecins de se plaindre.
Jubiot de leur dire : Eh quoi ! votre désir

A ses lois croit-il nous astreindre !
Nous vous donnions la faculté
D'imposer votre autorité,
Vous l'avez refusée ; il vous devait suffire
Que votre Syndicat fût débonnaire et doux ;
D'être exploité contentez-vous
De peur de trouver un sort pire.

15 juin 1895.

Soit dit sans irrévérence aucune, notre nouvelle édilité nous paraît comme l'enfer pavée de bonnes intentions. En effet, dès sa première séance, elle a mis à son ordre du jour deux questions hygiéniques qui nous intéressent à ce point de vue : la double canalisation et la création d'un cimetière Nord.

La double canalisation est un complément indispensable des travaux d'assainissement entrepris par la municipalité Baret. On peut dire que cette question est d'une extrême urgence, car il n'est pas besoin d'être grand prophète pour affirmer que les égouts seront terminés avant la canalisation nouvelle.

Quant à la création d'un cimetière, sans nier son utilité, on peut se demander si ce n'est pas mettre la charrue avant les bœufs. Il nous semble que le programme électoral, muet sur la nécropole, parlait au contraire d'agrandissement des hospices. Avant de penser aux morts, il faudrait songer aux vivants. Ce début original nous remet en mémoire le quatrain qu'Alexandre Dumas père rima après boire dans un des voyages qu'il fit à Marseille :

> Depuis que le docteur Gastal
> Exerce ici son ministère,
> On a démoli l'hôpital...,
> Mais agrandi le cimetière.

Pour notre part, nous préférons croire que nos conseillers ont simplement voulu jouer une bonne plaisanterie à Baret, Génis et consorts, et témoigner ainsi publiquement de la foi robuste qu'ils avaient dans les futurs bienfaits de l'assainissement Socialisme et malice ne sont pas incompatibles, que diable ! Ce début en est la preuve. Dans la séance suivante, en effet, le maire a renvoyé à une Commission compétente, — cliché officiel, — le projet de construction de deux nouveaux pavillons à l'hospice Sainte-Marguerite et de la création d'un hôpital suburbain.

Comme il aura coulé pas mal d'eau dans le canal de la Douane avant que la susdite Commission ait délibéré, nous aurons tout loisir pour traiter à fond ce sujet; pour aujourd'hui, nous nous contenterons de revenir sur un seul côté de la question, l'isolement des varioleux, dont nous avons déjà entretenu nos lecteurs dans notre chronique du 15 mai.

Nous pensons avoir amplement démontré par des arguments locaux que l'isolement, tel qu'il se pratique, est illusoire ; c'est un isolement à la craie, pour employer les termes de P. Lorain. Cela est si vrai, que Marseille n'a pas le triste privilège de la contagion. Vallin a pu relever au Val-de-Grâce sur 170 cas de variole, 70 cas intérieurs. H. Gintrac fit en 1875 une observation analogue à l'hôpital Saint-André de Bordeaux. Crocq, après une expérience de trente ans à l'hôpital Saint-Jean de Bruxelles, ne trouve pas satisfaisants les résultats de cet isolement.

Avec un grand nombre d'hygiénistes, nous sommes partisans de la création d'hôpitaux spéciaux, ou à défaut, de baraquements soit temporaires, soit permanents, mais effectivement et non illusoirement isolés. Ce n'est pas là d'ailleurs une notion scientifique bien nouvelle, puisqu'en 1769, Bast fils demandait à l'Académie des Sciences de Lyon qu'on créât dans chaque ville un hôpital « où l'on transporterait les malades atteints de petite vérole et d'où ceux-ci ne sortiraient qu'après la chute des croûtes. » Près d'un siècle et demi s'est écoulé depuis cette demande, et l'on peut encore écrire aujourd'hui ce que Joanny Rendu écrivait il y a une vingtaine d'années : « Nous en sommes au point où en étaient, il y a un siècle, l'Amérique, l'Angleterre, l'Italie, la Grèce ; au point où en sont aujourd'hui les habitants de la Chine. »

Un observateur très judicieux, dont le nom m'échappe, a dit que les Français étaient presque toujours les premiers à faire des découvertes et les derniers à les mettre en pratique. La création d'hôpitaux spéciaux pour la variole ne dément pas cette parole ; si Bast, et après lui Tenon en 1788, ont été les premiers à réclamer ce *desideratum*, nous nous sommes joliment attardés sur le chemin de la pratique. Alors qu'il n'en existe peut-être pas un seul en France, nous voyons New-York, Philadelphie, Glasgow, Naples, Vienne (hôpital Margarrethen) avoir chacun le leur ; Londres à lui seul ne possède pas moins de cinq hôpitaux de varioleux (*Small-pox Hospital*).

Il nous semble que Marseille, premier port de commerce de France, avec son admirable situation géographique, devrait suivre l'exemple de New-York ou de Londres. A New-York, l'hôpital des varioleux est placé dans l'île de Blakwell, non loin de la cité ; les malades sont transportés dans des voitures *ad hoc* jusqu'à un steamer *spécial* qui les conduit dans l'île. Après un séjour variable, après de nombreuses ablutions désinfectantes, ils retournent à New-York sur un autre bâtiment *spécial*, avec leurs vêtements désinfectés par l'acide sulfureux quand ils ne sont pas brûlés. Ne trouvez-vous pas que Pomègue ou Ratonneau nous ferait un Blakwell superbe ?

A Londres, l'Amirauté a transformé en hôpitaux flottants à l'usage des varioleux, deux navires, l'*Atlas* et le *Castalia*, ancrés à la pointe de l'île des Chiens, dans la Tamise. Il ne serait pas difficile de trouver à Marseille quelque vieille corvette dématée sur laquelle on hisserait le pavillon jaune de la santé.

Puisqu'une Commission *compétente* a été nommée, nous lui soumettons nos propositions, d'autant plus volontiers que, comme nous le disions en débutant, notre nouvelle édilité nous parait animée des plus louables intentions. Et pour ne pas sortir des faits et gestes municipaux qui se rattachent à notre art, indiquons, à ceux qui l'ignorent, qu'on peut, depuis quelques jours, aux quatre coins de ce qui fut la place de l'École de Médecine, lire en lettres blanches sur fond bleu le nom de place Daviel. Le vœu de la Société médico-chirurgicale des hôpitaux est enfin réalisé !

A ce propos, nous demanderons pourquoi on a supprimé le prénom du célèbre oculiste. Nous savions bien qu'en République il n'y avait plus de saints, mais nous pensions qu'il y avait toujours des *Jacques*! Et puis pourquoi ne pas imiter certaines villes, Saint-Etienne par exemple, qui font suivre les noms propres donnés à certaines rues des dates de naissance et de décès de ceux qu'on prétend immortaliser ainsi ? Combien de Marseillais ignorent ce que fut Daviel et à quelle époque il a vécu ? Si les noms de Belzunce, Puget, Thiers, La Fayette sont universellement connus, presque tous les étrangers, et même un grand nombre d'indigènes, se demandent ce que pouvaient bien être les Dieudé, les Estelle, les Reynard, les Villeneuve. C'est ça le véritable enseignement gratuit et obligatoire !

Quoiqu'il en soit, Daviel a enfin, grâce au vœu des médecins, obtenu un modeste souvenir ; c'est peu assurément, mais les municipalités sont comme les clients facilement oublieuses ;

> Fortune merveilleuse en un jour disparue,
> Il n'en reste qu'un nom à l'angle d'une rue !

c'est ce que Méry appelle spirituellement l'économie dans la reconnaissance. Mais franchement, l'immortel inventeur de l'opération de la cataracte par extraction pouvait-il espérer davantage quand Belzunce a, pendant plus de cent ans, attendu une statue de bronze qu'on a failli déboulonner ; quand le chevalier Rose, son émule en charité, a attendu plus de 150 ans un petit buste placé sans art sur un immense socle :

quand les femmes de Marseille attendent, depuis plus de 400 ans, un monument qui rappelle l'héroïsme avec lequel elles ont sur la brèche repoussé l'assaut du Connétable de Bourbon. Victor Gelu et les Enfants des Bouches-du-Rhône n'ont pas attendu si longtemps ! Après l'aristocratie des classes, l'aristocratie des monuments ! tant il est vrai que l'inégalité est partout. Le courage masculin s'éternise par des statues, l'héroïsme féminin par le nom d'un boulevard ; au poëte, il faut un haut relief, au savant une plaque émaillée suffit.

Mais je m'aperçois que l'association des idées m'entraine hors de mon sujet ; il n'est que temps de terminer cette chronique par où elle aurait dû commencer, en évoquant le souvenir des fêtes musicales qui ont ouvert le mois. Concours brillant où 103 Sociétés se partagèrent 168 prix ; plus de lauréats que de concurrents ! Admirons ce procédé ingénieux pour éviter la jalousie entre compétiteurs ; n'est-ce pas, en effet, dans les fêtes musicales que doit régner l'harmonie ?

— Sans doute, mais cela n'a pas de rapport avec la médecine.

— Je vous demande bien pardon ; la preuve c'est qu'un de mes clients ne manque jamais de me dire qu'il va se *plonger dans des flots d'harmonie* chaque fois que je lui prescris un *bain de son.*

1er juillet 1895.

Etes-vous pour les bouilleurs de crû ? ou bien êtes-vous contre ? Telle était la question à l'ordre du jour... l'autre jour ! Nos excellents académiciens, — je parle de ceux de l'Académie de médecine, — Lannelongue et Villejean en tête, se sont évertués à démontrer à la Chambre que, si les bouilleurs de *crû* pouvaient être responsables de quelques *cuites* passagères, — une ivresse à la Noé, — l'alcoolisme vrai incombait aux produits alcooliques de l'industrie. Et voilà comment, à propos d'une question budgétaire, une question hygiénique a fait son apparition à la tribune française. Mais rassurez-vous, nos chers — Oh ! oui, beaucoup trop chers — députés ne s'occupent que du côté fiscal et ne s'émeuvent guère des arguments hygiéniques.

Néanmoins, puisque le sujet, grâce à la réforme des boissons, a un regain d'actualité, nous nous en emparons, non pour faire un cours à des lecteurs qui, mieux que nous, connaissent l'alcoolisme, mais pour leur remettre sous les yeux, dans une causerie rapide, quelques documents qui ne manquent pas de valeur.

Si l'ivresse ou alcoolisme aigu remonte à la feuille de vigne du patriarcal Noé, l'alcoolisme chronique ou simplement l'alcoolisme ne date que de la distillation du vin par les Arabes au XIe siècle. Cette nouvelle liqueur porta le nom d'*alcohol* ; c'est l'eau-de-vie *(aqua vitæ)* des Européens, l'eau de feu des sauvages. D'abord employé comme cordial, le nouveau produit ne tarda pas à quitter l'officine des apothicaires, et, à la fin du XVIIe siècle, on le vendait publiquement dans les rues. Aussi, son abus fut-il marqué, au XVIIIe siècle, par de nombreux ravages ; mais c'est de nos jours que l'alcoolisme, du moins en France, paraît avoir atteint son apogée.

Ce fléau destructeur, ce vice abrutissant présente cette caractéristique terrible qu'il punit le coupable non seulement dans sa propre existence, mais qu'il le frappe même dans sa descendance, ce qui fait de l'alcoolisme une question sociale au premier chef.

Les causes de son extension sans cesse croissante sont nombreuses assurément, mais, à notre sens, il en est deux principales : la production des mauvais alcools, contre lesquels le professeur Lannelongue vient de fulminer avec tant de vigueur, et la multiplication toujours grandissante des débits de liqueurs que nous avons américanisés sous le nom de bar. Alors qu'en 1869, avant la perte de deux provinces, le nombre des cabarets en France s'élevait à 365.875 ; en 1890, on en comptait 440.141 ; soit une augmentation de 74.266 en vingt ans. A Paris on en compte 1 pour 3 maisons. C'est une progression vertigineuse !

Il faudrait que l'ouvrier fût vraiment vertueux, pour résister à de si nombreuses tentations ! Et Jacques Populo, qui n'a pas la force d'âme d'un saint Antoine, s'est laissé aller insensiblement à avaler sa *purée*, histoire de se *rincer la dalle*. De même qu'il a pris l'habitude de son quotidien à cinq centimes, il ne peut se passer d'aller chaque matin *tuer le ver* ou *étrangler un perroquet*, deux animaux aussi malfaisants l'un que l'autre. Cette altération perpétuelle lui a inspiré le besoin de se créer un vocabulaire imagé pour se reconnaître au milieu de ces boissons panachées.

Chez l' mastroquet j' pilanche à mort,

et pour *deux ronds* un *poivrot* se fait servir à volonté : un *état-major*, une *dame blanche*, une *suissesse*, un *tapez-moi su' l' ventre*, j'en passe... et des meilleurs. Que dis-je ? Ce n'était pas assez de la langue verte, on a doté l'Olympe d'une dixième Muse, la Muse verte qui a eu les honneurs du pinceau d'Albert Maignan au dernier Salon des Champs Elysées.

Etonnez-vous, après cela, si la consommation de l'alcool progresse ! En France, elle était, en 1869, de 823.629 hectolitres soumis aux droits, soit 2 litres 28 centilitres par habitant ; dix ans après, elle montait à 3 litres 22 centilitres ; en 1892, elle atteignait 4 litres 56 centilitres. Et encore il faudrait y ajouter l'alcool introduit en fraude et celui produit par ces fameux bouilleurs de crû dont les doléances tournent à la scie.

Voilà où nous en sommes en l'an de grâce 1895 ou 1313 de l'hégire, c'est-à-dire treize siècles environ après l'interdiction des boissons spiritueuses par Mahomet !

Aussi les résultats sont tangibles : la folie et le suicide suivent une marche parallèle à l'alcoolisme. Pour la folie c'est un fait notoire et bien souvent signalé par les aliénistes ; quant aux suicides, il suffit de jeter un coup d'œil sur le tableau suivant :

	Nombre de suicide.	Proportion pour 1.000 habitants.
De 1827 à 1830	1739	5
1831 à 1835	2119	6
1835 à 1840	2574	8
1841 à 1845	2951	9
1846 à 1850	4002	10
1851 à 1855	4661	10
1856 à 1860	4002	11
1866 à 1870	4690	13
1871 à 1875	5276	15
1876 à 1880	6259	17

En 1888, le chiffre des suicides s'élève à 8451 ; en 1889, il descend un peu à 8180 pour remonter à 8884 en 1891 et atteindre 9285 en 1892. Depuis la guerre, c'est-à-dire en vingt-cinq ans, le nombre des suicides a doublé. Et quand on analyse par le détail la cause de tous ces suicides, — ce que nous ne pouvons faire ici, — on constate que l'aggravation n'est pas liée aux difficultés croissantes de la lutte pour l'existence, mais à une instabilité de caractères, résultat des nombreuses dégénérescences.

Après ce tableau succinct mais effrayant des désastres que cause l'alcoolisme, on peut se demander s'il n'a rien été tenté pour enrayer ce fléau qui menace de nous exterminer comme il a détruit les indiens d'Amérique et les hottentots du Cap.

Maintes fois de nombreux médecins, et plus particulièrement Lancereaux ont jeté le cri d'alarme, mais leurs vœux, unanimement approuvés par l'Académie de médecine, ont été, suivant la filière administrative, s'échouer dans les cartons d'un ministère.

Pour dégoûter les Spartiates de l'ivrognerie, Lycurgue faisait griser des Ilotes ; mais nos Lycurgues du Palais Bourbon ne veulent plus d'esclaves, encore moins d'esclaves ivres. S'inspirant des doctrines du législateur lacédémonien, Emile Zola a mis son Coupeau à la scène ; il n'a converti personne, mais il s'est fermé les portes de l'Académie.

On a conseillé le monopole de la fabrication des eaux-de-vie par l'État, comme le décréta Gustave III pour la Suède ; mais alors c'est le Gouvernement qui, pour accroître ses ressources fiscales, incite à l'éthylisme. Loin d'être efficace, cette mesure n'a fait qu'étendre le mal, si bien que la consommation en Suède dépasse actuellement deux cent millions de litres ; or, si l'on déduit les femmes, les enfants et les personnes sobres, on trouve que chaque habitant consomme de 80 à 100 litres d'alcool par an. L'exemple n'est pas encourageant.

Sous l'influence de l'initiative privée, des Sociétés de tempérance se sont formées, mais elles n'ont fait que renouveler la prédication dans le désert. N'avons-nous pas vu dernièrement placarder une belle croix bleue sur fond jaune, avec une espèce d'évangile contre l'usage de l'alcool? Quel a été le résultat de cette croisade ? Nul. Bien mieux, on n'a pas tardé à la recouvrir d'une autre affiche ; une croix rouge a remplacé la croix bleue, et à la place du catéchisme antiéthylique on annonçait la création d'un nouveau bar, la taverne du néant, le cabaret de la mort ! C'est, paraît-il, le dernier cri des assommoirs ! L'inventeur se flatte de ce que ses établissements parisiens y reçoivent près de 800.000 spectateurs (lisez consommateurs !) qui viennent se délecter à ses *crevaisons de gala*.

En peut-il être autrement? Dans notre marasme commercial, les liquoristes seuls font fortune. Je connais un individu dont la profession est de créer des bars, et de les revendre avec bénéfice ; il se fait à ce métier six mille francs de revenu. Cet exemple suggestif a séduit un de mes clients, boulanger de son état, qui, las de geindre et d'entendre geindre ses pratiques, se décida à troquer le pétrin pour le zinc. Ah ! Monsieur, me disait-il quelque temps après, quelle différence ! Autrefois, je peinais toute la nuit pour offrir à ma clientèle un pain excellent ; personne n'était content : le maire nous taxait, les clients grommelaient, beaucoup de gens demandaient crédit ; aujourd'hui je dors à plaisir, j'empoisonne le peuple et tout le monde est satisfait : le maire nous laisse tranquille, je ne fais pas crédit et l'on m'accable de poignées de main. Il faut changer la chanson ; ce n'est plus la boulangère qui a des écus qui ne lui coûtent guère, c'est la liquoriste.

Mais ce récit, comme toute bonne histoire, a une morale. Un an ou deux après, je retrouvais mon homme absolument transformé ; il n'était plus que l'ombre de lui-même et avait déjà un pied dans la fosse. Les poignées de main s'étaient bien vite accompagnées de petits verres ; c'est si bon de trinquer à l'amitié, à la République, à la France, etc., etc... Bref, l'alcoolisme avait terrassé notre boulanger, ce qui fit dire à un de ses anciens collègues :

Si tu n'avais servi qu'un meunier comme moi
Tu ne serais pas si malade !

La seule conclusion qui s'impose, si l'on veut obtenir un résultat sérieux, c'est d'en finir une bonne fois avec ce nouveau *jeu de bars*, en limitant leur nombre à celui des habitants. Soyez certains que cela ne se fera pas.

15 juillet, 1895.

Si cela ne vous chagrine pas trop, nous allons causer un peu du Syndicat. Mais oui! encore lui.

> Toujours lui! Lui partout. — Ou brûlante ou glacée,
> Son image sans cesse ébranle ma pensée!

Et d'ailleurs, ne vous dois-je point le compte-rendu de sa dernière assemblée générale?

On sait à la suite de quels événements, ne voulant pas que ses fidèles fussent dépouillés par les infidèles, le Conseil a résolu de remettre ses pouvoirs à une délégation chargée de dénouer la situation, sans toutefois la trancher à la manière d'Alexandre. Cette délégation, à la tête de laquelle se trouvait le docteur Isaac, a procédé à un plébiscite dont le compte-rendu a servi de prologue à la dernière réunion.

Sur 285 questionnaires adressés à des confrères, 150 seulement, soit environ la moitié, ont eu la politesse de répondre. Remarquez en passant 'e nombre des abstentionnistes. Les 150 réponses sont en majorité favorables à la réglementation des Sociétés; mais, si l'on fait abstraction des heureux de la profession, de ceux qui n'ont jamais connu ou ne connaissent plus les amertumes de la médecine mutualiste, on voit qu'une bonne moitié des médecins de Société, fervents disciples du docteur Pangloss, trouvent que tout est au mieux dans le service de la Mutualité. C'est à eux que s'adressent ces paroles de Paul-Louis Courier : « Il n'est bât qu'ils refusent, coups dont ils se ressentent, ni joug trop humiliant pour eux. »

Ce résultat qui n'a surpris aucun des initiés, démontre au contraire le flair de ces *médiocrités médicales* qui composaient l'ancien bureau, — oh! le mot n'est pas de moi, et l'on peut m'en croire puisque j'en faisais partie; ma modestie ne va pas jusqu'à l'humilité. — Oui, et l'on ne saurait trop le redire, ce qui a désarmé le Conseil du Syndicat, ce n'est pas la résistance des Sociétés, ce n'est pas la haine irréconciliable de quelques libertaires, ce n'est pas l'ineptie de quelques sous-vétérinaires, c'est, comme l'a très bien exprimé le docteur Isaac, *l'indifférence calculée* du grand nombre des médecins. Ce que l'abbé de Lammenais disait de la religion s'applique aussi bien à la politique qu'aux Syndicats médicaux : « Le mal de notre siècle ce n'est pas l'hérésie, l'erreur, les fausses doctrines, c'est bien pis, c'est l'indifférence. . Est-ce faute de zèle qu'on ne dispute plus ou faute de disputes qu'il n'y a plus de zèle... »

Quoiqu'il en soit, après cet exposé, le docteur Isaac a cru devoir adresser un chaleureux appel au bureau pour l'engager à reprendre sa place. Ai-je besoin de dire que sa mission était malaisée? Et pourtant notre confrère s'en est acquitté avec une habileté et une verve étourdissante qui nous a souvent fait rire, mais contrairement à ce que dit le proverbe, ne nous a pas désarmé; c'est vainement qu'il a appelé à son aide tous les préceptes d'Aristote, toutes les figures de Quintilien, toutes les tropes de Dumarsa's, toutes les antithèses d'Hugo, il n'a été qu'à demi surpris lui-même, lorsqu'il a été

Au bout
De ne nous avoir rien persuadé du tout.

Au nom de l'ancien bureau, le docteur Jubiot a réfuté l'une après l'autre toutes les objections, puis, après une suspension de séance, il a annoncé officiellement qu'à l'unanimité le Conseil maintenait sa démission. Plusieurs ont cru que c'était la fin du Syndicat, et même, une voix sépulchrale a psalmodié au fond de la salle : *Requiescat in pace*

Non, le Syndicat n'est pas mort, et comme l'a spirituellement relevé le docteur Isaac, nos jugements ne sont pas sans appel; nombre de malades, condamnés par la Faculté, ne s'en portent pas plus mal. Puisse-t-il en être de même de cette institution! Certes, il serait puéril de nier qu'elle a subi une terrible crise ; mais de ce jour a commencé sa convalescence; laissons à ses biceps le temps de reconquérir leur vigueur première ; laissons à ses griffes qu'on a rognées le temps de repousser et on l'entendra encore fredonner :

C'est bonhomme
Qu'on me nomme,
Et bonhomme vit encore !

En attendant, voici le nom des confrères que le scrutin a chargé de surveiller cette convalescence. Président, M. A. Martin; vices-présidents, MM. Boinet, de Luna; secrétaire, M. Cassoute; trésorier, M. Gilles; conseillers, MM. Amalbert, Ch. Bourdillon, Denans, Guende, Jacques, Laurent, Machon-Bey, Marcellin, Molinié, Thomas.

Quant aux crocodiles en habits noirs qui, la larme à l'œil et la mine contrite étaient venus dans le fol espoir d'assister à l'enterrement du Syndicat, il ne leur reste plus qu'à se faire injecter du sérum anticolérique. — (Pourvu que le Prole n'aille pas au moins écrire anticholérique avec un H).

Pendant que les nouveaux élus s'occupent à Brownséquardiser ce valétudinaire, complétons notre chronique de la dernière quinzaine sur l'alcoolisme. Nous avons dit que la folie et le suicide croissaient avec la consommation de l'alcool, et nous l'avons prouvé, chiffres à l'appui, pour le suicide. Il nous reste à le faire pour la folie ; c'est dans l'ouvrage récent d'un ancien élève de notre école : *Les causes de la folie* du docteur E. Toulouse que nous puisons nos renseignements. Les chiffres suivants vont nous donner une idée de l'augmentation des cas d'aliénation mentale :

Années	Populations	Aliénés	Population pour 10.000 habit.	Habitants pour 1 aliéné
1835	33.546.571	16.358	4.96	2.016
1841	34.230.178	18.367	5.37	1.864
1851	35.783.170	46.357	12.95	772
1856	36.439.364	59.848	16.56	604
1861	37.386.313	84.481	22.52	444
1866	38.067.064	90.709	23.82	420
1872	36.102.921	87.968	24.40	410
1876	36.839.000	83.012	22.50	444

Mais cette progression est rendue plus évidente, si on considère l'augmentation du chiffre des aliénés par décades :

Années.	Aliénés.	Excédent.
1834	10.000	
1844	16.255	6.255
1854	24.524	8.222
1864	33.976	9.452
1874	40.810	6.834
1882	49.012	8.208

Enfin, de 1874 à 1888, la population des aliénés a atteint le chiffre de 74.071, soit un excédent de 7.594 en 14 ans. En un demi-siècle donc, le nombre des aliénés internés a presque quintuplé, et la proportion des fous à la population générale a triplé.

De l'alcoolisme au champagne il n'y a qu'un pas. Pour le franchir, montons dans un tramways, et, après une promenade sur la Corniche, descendons à la Réserve, ce restaurant fameux, cher aux estomacs provençaux. C'est là que par une belle soirée de juillet, sur la terrasse argentée par la lune, une vingtaine de de confrères, s'étaient réunis pour se serrer les coudes et pour… les lever aussi en l'honneur de la *Société médico-chirurgicale des hôpitaux*.

Je ne parlerais point du repas dont le menu était signé Roubion, parce que tout le monde sait que Roubion est l'adepte et le successeur de Mignot,

> Or, Mignot c'est tout dire… et dans le monde entier
> Jamais empoisonneur ne sut mieux son métier.

Toute exagération à part, la franche et cordiale gaieté des convives a été le principal régal de ce banquet. Quel dépense d'esprit ! Que de bons mots et de fines réparties ! Si plusieurs confrères ne s'étaient plaints des *maux de la faim* j'en aurai pu faire une ample moisson pour mes chroniques ; mais, comme on préfère les fruits exotiques aux produits du terroir, c'est le docteur Urbain, mon collègue de la *Gazette des Cliniques*, qui me le fournira.

Au coin du faubourg Montmartre (parbleu !) une femme est écrasée (évidemment !) On se précipite, on l'entoure. Un gardien de la paix arrive, dresse procès-verbal, prend le nom des témoins, etc., etc., puis songe à porter la malheureuse dans la pharmacie la plus voisine. Comme il se dispose à l'enlever, il aperçoit debout devant elle un Monsieur fumant son cigare, les mains dans les poches. — Monsieur, lui dit-il, si vous vouliez me prêter un coup de main ? — Pourquoi faire ? demande le Monsieur en lançant une bouffée. — Pour donner des secours… — C'est bien inutile. — Comment ? — Elle est fichue. — Mais cependant… — Je m'y connais, je suis médecin. Elle n'en a pas pour dix minutes. — Alors, aidez-moi toujours à la fouiller, que je sache son nom. — Son nom ? — Oui. — Madame Muchard. — Vous la connaissez donc ? — Très bien. — Son adresse ? — 12, rue Victor-Massé. — C'est une de vos amies ? — Et le Monsieur rallumant un second cigare : C'est ma belle-mère.

———————

1er août 1895.

Nous voici en vacances ! C'est la joie des enfants, mais non la tranquillité des parents ! Et cependant, tant il est vrai que chaque âge a ses plaisirs, tous, jeunes et vieux aspirent après cet heureux moment. C'est que chacun, selon ses goûts, peut satisfaire ses amusements favoris ; et voilà pourquoi les vacances sont l'époque des bains de mer, du foot-ball, du lawn-tennis, de la bicyclette et des congrès de toutes espèces qui ne sont en grande partie que des prétextes à voyage.

Les bains de mer constituent sans conteste un exercice salutaire qui joint, selon le précepte d'Horace, l'utile à l'agréable. Il semble que Marseille, « fille des Phocéens, sœur de Rome, rivale de Carthage, » comme l'indiquait jadis une inscription latine gravée sur la façade de l'Hôtel de Ville, devrait sous ce rapport tenir un rang honorable, sinon le premier ; et pourtant jamais un étranger ne vient chez nous faire une cure maritime. C'est que la reine de la Méditerranée est loin d'être la reine des plages. Méry a dit de Marseille : « Ville antique qui n'a rien d'antique, belle ville qui n'a rien de beau. » S'il m'était permis d'ajouter quelque chose après un pareil écrivain, je dirais : port de mer qui n'a pas de bains de mer.

Je sais bien qu'il existe à Marseille trois établissements où l'on peut goûter ce plaisir estival : les Catalans, le Roucas-Blanc et la Plage ; mais sur trois, un seul — ne lui faisons pas de réclame, — jouit d'un confortable suffisant et c'est..... le moins fréquenté. L'infortuné qui sur la foi d'une carte géographique viendrait ici faire une saison s'en repentirait bien vite. Il faudrait, en effet, une odyssée en plusieurs chants, à la façon d'Homère, pour raconter les tribulations du malheureux qui veut se plonger dans l'onde amère. Quelle perte de temps et d'argent, sans compter les coups de poings qu'il faut donner et recevoir pour la prise d'assaut des omnibus et des tramways !

Les Lyonnais, gens pratiques que nous devrions bien imiter, ont compris depuis longtemps le parti qu'on peut tirer des eaux salines pour le traitement de la tuberculose infantile, et ils ont construit dans la presqu'île de Gien un sanatorium pour leurs enfants, comme Paris en a créé un à Berck-sur-Mer pour les siens. Les Marseillais, qui avaient sous la main un château du Pharo qui semblait créé pour cela, ont préféré en dénaturer

l'architecture et en faire une école de médecine inaccessible...
..... même à sa transformation en Faculté. Attendrons-nous
longtemps encore ce grand desideratum de nos hôpitaux ? Sans
doute, car nos municipalités, amantes des chassés-croisés, doivent rêver la construction d'un sanatorium à Paris ou à Lyon...
quand ces deux villes seront devenues port de mer.

Le lawn-tennis, le foot-ball sont aussi, comme distraction de
vacances, des exercices hygiéniques très en vogue, depuis que
tous les genres de sport sont revenus à la mode. Ces jeux rem-
placent avec avantage les exercices auxquels les anciens grecs
se livraient dans les gymnases : le stade, la lutte, le pugilat, le
pancrace, le jet du disque, le pentathle. Il est vrai qu'ils ne sont
pas absolument inoffensifs, et dernièrement un journal médical
anglais donnait un tableau édifiant des nombreux accidents cons-
tatés. Ce n'était que fractures, luxations, entorses, plaies contu-
ses, commotion cérébrale, bref

Un horrible mélange
D'os et de chair meurtris et traînés dans la fange.

Néanmoins, malgré ces inévitables et regrettables éventua-
lités, on ne saurait blâmer ces exercices physiques qui concou-
rent pour une large part à produire le *mens sana in corpore sano*.
Loin de nuire au développement intellectuel, l'éducation athlétique
paraît au contraire le fortifier. Les statisticiens, qui ont la manie
de fourrer leur nez partout, viennent de le démontrer d'une
façon curieuse. Ils ont recherché ce qu'étaient devenus les étudiants anglais qui ont figuré dans les équipes concurrentes entre
Oxford et Cambridge, depuis la première course jusqu'à nos
jours. Presque tous sont arrivés à une situation brillante. Les
rameurs d'Oxford ont fourni 31 magistrats, 4 médecins, 8 offi-
ciers supérieurs et nombre d'hommes d'Eglise. Les équipes de
Cambridge ont produit 50 magistrats, ? médecins, 2 généraux,
1 colonel et 89 hommes d'Eglise. Il semble donc qu'Oxford
l'emporte sur Cambridge en capacités intellectuelles comme à
la course à la rame.

Pour être moins aristocratique, la bicyclette n'en est que plus
populaire, et sa vogue est toujours croissante. A force de la
perfectionner on est arrivé à en faire une machine bisexuée,
avec mâles et femelles, je veux dire, qu'on fabrique des bicy-
clettes pour hommes et pour dames. Une statistique récente, —
encore de la statistique ! — démontre que le nombre des cycles
imposés dépasse déjà deux cent mille et l'impôt ne date que de
deux ans. Quant à ses avantages hygiéniques je n'oserais en

parler puisque tout dernièrement la docte Académie de médecine n'a pas craint d'aborder ce sujet et de se prononcer en sa faveur. Beaucoup de célébrités médicales en font usage, et le pauvre médecin de campagne y trouve un bénéfice pécuniaire, car — et ce n'est pas son moindre avantage, — la bicyclette est le cheval du pauvre comme le haricot est son piano.

Enfin, pour achever la nomenclature promise, je parlerai des Congrès qui font fureur en ce moment. Aimez-vous les Congrès, on en a mis partout. Impossible d'ouvrir un journal sans trouver le compte-rendu d'une réunion congressiste. Congrès des municipalités socialistes, Congrès pénitencier, Congrès du sauvetage, Congrès ouvrier, Congrès des architectes, Congrès de l'hygiène et de l'assainissement et surtout Congrès médico-scientifiques qui, cette année, se sont tous donnés rendez-vous à Bordeaux à cause de l'Exposition.

Sans doute il y a bien des choses à redire contre cet abus des Congrès médicaux, que le docteur Armand Després appelle ironiquement des *foires scientifiques*, mais à côté des légers inconvénients, qu'on retrouve dans toutes les choses humaines, il y a aussi des avantages, comme celui de connaître les confrères des autres villes autrement que par leurs travaux. Et puis, comme je le disais en débutant, c'est surtout un prétexte à voyage ; tous les ans, sans s'en apercevoir, on fait son petit tour de France ; c'est la plus profitable et la plus charmante manière de s'instruire.

Pour résumer ces plaisirs des vacances, je vous dirais que personnellement je suis très ecclectique. Je m'amuse beaucoup aux bains de mer, le lawn-tennis a mes faveurs, je me distrais au foot-ball, j'adore la bicyclette, mais ce que je préfère à tout ce sont encore les voyages. Aussi, je vais boucler mes malles et pour quelque temps prendre congé de mes chers lecteurs, car, m'ennuyant au logis comme le pigeon de la fable, je vais être.

> ... Assez fou pour entreprendre
> Un voyage en lointain pays.

Mon excellent collègue Bidon a bien voulu me suppléer pendant mon absence, et je dois à sa plume autorisée la chronique suivante :

15 août 1895.

De quoi parlerions-nous durant cette quinzaine, si ce n'est des Congrès ? De cette institution qui, commencée sous de modestes allures a pris l'effrayant développement que l'on connaît.

Certes, elle a été utile. Quand la néfaste guerre de 1870-1871 finit, tout le monde en France comprit qu'une ère nouvelle commençait et que la dure leçon reçue par la Patrie serait profitable pour elle. De tout côté, on se mit à l'œuvre et l'on sentit bientôt le besoin de grouper les efforts isolés. C'est une loi de physiologie sociale : toute grande calamité, si elle ne tue pas un peuple, le rénove ; la natalité s'accroît, l'industrie se transforme, le commerce se développe, en un mot l'adaptation aux nouvelles conditions mésologiques se produit. De ce regain d'activité, datent les succès de l'Association française pour l'Avancement des Sciences, surtout depuis sa fusion avec l'Association scientifique de France. Il en résulta une stimulation puissante pour les travailleurs de chacune des villes où la Société tint successivement ses assises. Les savants apprirent à se connaître, à se mieux apprécier, presque à s'aimer. Ce fut un grand bien, un immense résultat.

Mais ce succès amena l'éclosion d'une foule de congrès secondaires et chaque année en voit apparaître de nouveaux. Si bien qu'aujourd'hui aux très importants avantages relatés plus haut viennent s'ajouter de sérieux inconvénients capables de mettre à la longue l'institution même en péril. Cette multiplicité des congrès éparpille l'intérêt du grand public, dissémine les efforts des chercheurs, diminue les ressources pécuniaires — et scientifiques — de chaque Association.

Chose plus nuisible encore, les Congrès sont devenus à la mode. Aussi chacun tient-il à faire sa petite semaine de voyage. Arrivé en session, on ne veut pas rester muet, on fait sa petite communication, et chacun *chante la sienne* (comme eut dit Tartarin) et parfois même *les siennes*. Alors les séances n'en finissent plus, l'attention des pauvres auditeurs s'épuise et la discussion est supprimée. Ou pour mieux dire personne n'écoute que les auteurs déjà connus par leurs travaux. C'est surtout dans la section des Sciences Médicales que cette pléthore de communications se produit. Aussi avouerai-je sans fausse honte n'avoir assisté au Congrès de Marseille qu'à la première séance de cette section parce qu'en sortant tout était brouillé dans mon pauvre entendement. Je suivis avec plaisir et profit toutes les séances de la section d'Anthropologie où les travaux étaient moins nombreux, et les discussions plus profondes.

Et les auditeurs seuls ne sont pas victimes de cette débauche de lectures. Les travailleurs sont aujourd'hui astreints à de sérieuses recherches bibliographiques. N'est-il pas clair que la lecture de ces mémoires hâtivement rédigés leur fera perdre un temps précieux ? Et quant aux auteurs mêmes de ce fouillis de notes, de contributions, etc., n'ont-ils pas bien souvent perdu le leur ?

Mais nous abordons ici un point d'une haute importance, sur lequel il y aura lieu de revenir un jour, c'est le nombre excessif des publications médicales.

Les remèdes aux inconvénients que je signale ne me paraissent pas difficiles à trouver. Le meilleur de tous serait la fusion de la plupart des Associations de congressistes ; le groupement ne pourrait qu'augmenter la force et les moyens d'action de l'Union, tout en diminuant beaucoup les frais généraux : par malheur, les questions de personne et d'amour-propre s'opposeront longtemps à cette solution. En même temps, il conviendrait que la réunion la plus importante, je veux dire l'Association française, n'hésitât pas à augmenter le nombre de ses sections, de manière à ce que chacun n'ait à prendre part qu'à une série bien limitée de travaux pour pouvoir mieux les suivre et les discuter. On voit, sans que j'insiste, que ce vœu n'offre qu'une opposition apparente avec le précédent. Enfin, je voudrais qu'on restreignît le nombre des communications laissées à l'initiative privée, qu'un auteur par exemple ne puisse faire plus d'une lecture, etc., et par contre il serait bon de fixer à chaque session une dizaine de questions qui feraient au Congrès suivant l'objet de discussions très approfondies de toute la section.

Groupement des forces, diminution du nombre des travaux, voilà à mon avis ce qui doit augmenter la valeur scientifique des Congrès. Ce n'est pas à la quantité, c'est à la qualité qu'il faut juger leur fruit. Si l'on n'y prend garde, ils dégénèreront en foires où la Science n'aura plus rien à voir.

1ᵉʳ septembre 1895.

Dans notre dernière chronique, mon excellent collègue, le docteur Bidon, nous a fait un tableau saisissant de l'épidémie congressiste qui règne en ce moment dans le corps médical ; je voudrais, aujourd'hui, attirer l'attention sur un autre mal qui, bien qu'à ses débuts, menace de prendre une grande extension ; je veux parler de l'envahissement de la médecine par les femmes.

Ce n'est pas d'aujourd'hui que datent les idées d'émancipation de la femme, mais on n'avait jamais vu autant qu'en cette fin de siècle le beau sexe mettre une pareille fureur à copier servilement le sexe barbu. Il nous emprunte jusqu'à nos vêtements. C'est surtout dans les villes d'eaux, sur les plages en renom, qu'on voit la femme en travesti masculin : chapeau canotier en paille, faux-col, plastron de chemise, manchettes empesées, cravate régate, gilet et jacquette ; jusqu'à présent, le bassin à fait obstacle au pantalon, mais cela viendra, car déjà les bicyclistes se sont emparées de la culotte des zouaves.

Glissons sur ces coquetteries mondaines pour limiter notre chronique aux *femmes médecins*. Remarquez qu'un vaudevilliste n'aurait pas manqué d'écrire aux *femmes médecines*, ce qui s'expliquerait d'ailleurs par la difficulté du terme technique ; on n'est pas, en effet, encore fixé sur le terme propre à employer, les uns disant une femme docteur, les autres une doctoresse ainsi que J.-J. Rousseau l'a écrit le premier.

Quoi qu'il en soit, il suffit de jeter les yeux sur les thèses médicales qu'on soutient dans les Facultés pour voir que le nombre va croissant. Hier encore c'était une exception, aujourd'hui c'est une banalité, demain ce sera une légion.

Le rôle de la femme médecin ou du médecin femme est diversement interprété selon les tempéraments et selon les peuples. En Russie, où les doctoresses sont déjà fort nombreuses, on vient d'assimiler leur pouvoir à celui des docteurs, et très prochainement on inaugurera un Institut pour elles. Les Achantis poussent leur admiration jusqu'à les autoriser à vendre leurs faveurs, tandis que plus moraux les habitants de l'île Célèbes les nourrissent à leurs frais, mais leurs interdisent le mariage. En Californie, elles ont les mêmes droits que les hommes, sauf la pratique du massage ; il paraît que très chatouilleux le Californien redoute les attouchements. Au contraire, à Vancouver comme chez les Indiens Waskows, elles sont peu considérées et ne sont consultées que pour les vétilles pathologiques.

Devant ces opinions contradictoires, chacun peut apprécier à sa guise l'utilité et la bienséance des doctoresses. Pour ma part, dussé-je être accusé de lèse-galanterie, je me range avec Molière contre les *femmes savantes*,

> Et les femmes docteurs ne sont pas de mon goût.

Je ne veux point, pour cela, faire la satire des femmes ; ce serait marcher sur les plates-bandes de Despréaux; et d'ailleurs, j'ai pour le sexe charmant un respect profond, souvent même j'éprouve à son endroit plus que du respect, mais j'estime avec notre grand comique que

> Le ciel, dont nous voyons que l'ordre est tout puissant,
> Pour différents emplois nous fabrique en naissant.

C'est pour cela que je place sur le même rang l'homme qui file la quenouille et la femme qui manie le scalpel. Bouleverser ainsi les lois de la nature, c'est donner raison à Gavroche fredonnant d'un air gouailleur :

> Qu'est-ce qui l'rait téter le gosse,
> Si Titine n'était plus là ?

Je sais bien qu'il ne manque pas de prétextes, plausibles en apparence, pour défendre la doctoresse. La médecine des femmes et des enfants, a-t-on dit, sera son lot. C'est avec ce levier qu'on a entrebaillé la porte de la Faculté ; maintenant qu'elle est enfoncée, essayez de confiner la doctoresse dans la médecine infantile et gynécologique. Si Mesdames ou Mesdemoiselles Benoît, Schultze-Bertillon, Edwards-Pilliet ont pu se faire nommer médecins des lycées de filles Molière, Racine et Lamartine, M*** Gaches-Sarraute est médecin de l'Opéra et médecin des Postes et Télégraphes ; bientôt, quand le nombre d'icelles sera doublé, les autres spécialités y passeront jusques et y compris celle des Ricord, des Diday, des Fournier ; alors, semblable à la lance d'Achille, le sexe aimable pourra guérir les blessures qu'il aura faites.

Vous représentez-vous par la pensée un Conseil de révision au xxme siècle ? Une jeune doctoresse, dans tout l'éclat de ses trente printemps, faisant aligner devant elle une centaine de gars vigoureux, dans le costume aussi primitif que peu coûteux de Phryné devant l'Aréopage, c'est-à-dire nus comme Adam avant la faute,

Nus comme un plat d'argent, nus comme un mur d'église.

Vous représentez-vous ce major féminin, flanqué de deux Pandores, palpant ces chairs viriles et introduisant son doigt mignon dans le canal inguinal de chaque conscrit, en lui demandant de tousser pour voir s'il a une hernie ? Si vous ne voyez pas d'ici pointer une hernie, relisez les contes de La Fontaine !

Voilà, entre mille, une des surprises que nous réserve la médecine de l'avenir. Un mandement épiscopal, peut-être même une bulle pontificale obligera les religieuses, cloîtrées ou non, à ne plus s'adresser qu'aux doctoresses, tandis que dans les couvents de vierges folles renaîtra l'institution des antiques matrones. Ce sera le triomphe de l'homœopathie : *similia similibus curantur.*

Dans un état démocratique comme la France, déjà même agité par le souffle socialiste, nous ne pourrons comme à l'île Célèbes fermer aux doctoresses le temple d'Hyménée, qui d'ailleurs, n'aura plus de secrets pour elles. Mystère du conjungo, poésie de la lune de miel, qu'allez-vous devenir ?

Je me suis souvent demandé, sans pouvoir satisfaire ma curiosité, pourquoi certaines femmes tenaient tant à embrasser ..... la médecine. Il ne saurait être question d'intérêt pécuniaire, car la carrière médicale avec les études préliminaires des baccalauréats exige au moins dix années de préparation, pendant lesquelles il faut vivre et dépenser beaucoup, ce qui suppose une certaine aisance. Est-ce simple curiosité scientifique, originalité de caractères, esprit d'imitation ? Je ne sais. Pourquoi de tant de sciences choisir la médecine qui paraît la plus inaccessible ? La pharmacie serait plus dans le rôle de la femme ; peser des milligrammes, compter des gouttes, faire des sirops, coller des étiquettes, capsuler des flacons, conviendraient à sa délicatesse naturelle, et cependant il n'existe pas d'étudiante dans les écoles de pharmacie.

Voyons, Mesdames, mes chers confrères, pensez-vous que vos charmes aient à gagner au contact des amphithéâtres ? Vos doigts sont faits pour se parer de riches bijoux et non se souiller dans les viscères d'un machabée ! L'iodoforme et le phénol ne sont pas les parfums qu'on aime à trouver en vous ; ils ne détrôneront jamais auprès de l'être aimé *l'odor di femina*. Espérez-vous qu'un peu de science vous rendra meilleure épouse ou mère plus tendre ? Croyez-vous que pour affectionner son mari il soit nécessaire de connaître la théorie des réflexes ou la structure des corps caverneux ? Pour bien nettoyer le périnée de son marmot, il n'est nul besoin d'avoir sur la défécation des notions physiologiques ! Trouvez-vous que votre pudeur native gagnera à disserter sur le centre génital ou sur la spermatogénèse ? Pour compter notre linge sale, repriser nos chaussettes, poser des boutons à nos culottes, surveiller nos cuisinières, faut-il donc posséder à fond les localisations cérébrales, savoir l'histologie des glandes vasculaires sanguines ou avoir désarticulé un pied par le procédé de Chopart ?

Vous me pardonnerez, mes chers confrères, vous qui par vos études vous êtes élevées au-dessus du *profanum vulgus*, de vous faire descendre de l'empyrée scientifique où vous êtes montées pour vous ramener sur le terre à terre de la vie pratique. Mais ces choses de ménage, dont je vous parle en français de cuisine, d'autres avant moi, comme Paul Drouet, dans le *Progrès Médical*, vous l'ont chanté dans la langue d'Apollon. Vous me blâmeriez de ne pas vous transcrire ici cette charmante poésie qui vous est dédiée et que vous avez inspirée.

DOCTORESSE

Ainsi, vous voilà doctoresse,
De par la docte Faculté :
J'ai vu cela sans allégresse,
Ma chère belle, en vérité.

J'aimais bien mieux, Dieu me pardonne,
Le temps où vous étiez chez nous,
L'ange, l'idole ou la madone,
A qui l'on parlait à genoux.

A qui l'on chuchotait : je t'aime,
En en rougissant jusqu'au cou ;
Car avant d'être forte en thème,
La femme était un vrai bijou.

Sa main, c'était la main berceuse,
Ou notre mère, ou notre sœur ;
En sa royauté paresseuse,
Sa force, c'était sa douceur.

Quand les couteaux de chirurgie,
Tout maculés de sang humain,
Vous laisseront la peau rougie,
Caressera-t-on votre main ?

J'ai peur que l'amour s'effarouche
Et qu'on ose bien moins oser :
Les mots savants dans votre bouche
Refroidiront notre baiser.

Et puis vous saurez tant de choses,
Que d'ordinaire on ne sait pas !
Pauvre pudeur aux ailes roses,
De quoi parlerons-nous tout bas ?

Chiffon, bijou, ruban, chimère,
Valent du grec, assurément ;
O saison d'aimer, éphémère,
Comment te remplacer, comment ?

Voyons, pas trop de doctoresses,
De diplômes, ni de concours ;
Nous qui vivons de vos tendresses,
Nous aimons mieux vos jupons courts.

Croyez-moi, charmantes doctoresses, vous faites fausse route.
Ce n'est pas ainsi que nous vous aimons ; ce qui nous plaît dans
vos personnes c'est la grâce et non pas la science. Votre grâce
nous attire, votre science nous repousse. Vous vous apercevrez
un jour que vous avez tout à perdre à troubler ainsi les lois de
la nature, car, lorsqu'au bout de tant d'efforts, vous serez
parvenues à nous égaler, vous n'aurez plus de votre sexe que les
organes physiques, vous ne serez plus pour nous des femmes,
vous ne serez que des femelles… diplômées.

15 Septembre 1895.

La foire ! Voilà le grand événement de la quinzaine ! Il est vrai qu'au lieu d'une nous en avons eu deux : la foire des bateleurs à la place Saint-Michel et la foire des histrions politiques à la préfecture. Y a-t-il, en effet, une grande différence à conserver l'équilibre sur la corde raide d'un cirque ou sur le fil toujours tendu de la politique ? Est-il plus méritoire de jongler comme le chevalier Alfonso avec des bouteilles, des assiettes, des parapluies ouverts, des révolvers chargés ou de jongler avec l'opinion publique et les caprices du suffrage universel ? Est-il plus difficile de grouper dans une même cage comme le dompteur Redenbach des ours du pôle, des lions du Soudan, des hyènes du Sénégal ou de maintenir l'harmonie entre modérés, radicaux et socialistes du Conseil général ? Nous pourrions poursuivre longuement ce parallèle aisé, mais nous avons hâte d'aller faire une *promenade médicale* sur ces deux champs de foire. Commençons par les spectacles forains, nous finirons par l'opéra bouffe.

Au temps jadis la médecine occupait une large place à la foire. Toutes les malformations congénitales, toutes les anomalies humaines, du nain au géant, de la femme à barbe à l'homme chien, constituaient une mine largement exploitée par les Barnums. Les Musées anatomiques avec figure en cire foisonnaient, ayant toujours un *buen retiro* payant, à l'instar du musée secret de Naples. Il nous souvient même qu'à l'époque où nous préparions des pièces sèches, le garçon d'amphithéâtre recueillait précieusement dans les baquets nos essais infructueux, que nous retrouvions plus tard, barbouillés de couleurs et de vernis, à la place d'honneur des dits musées. Aujourd'hui, les attractions médico-foraines s'en sont allées aux vieilles lunes ou sont piteusement représentées.

Dans la section des sciences naturelles, nous trouvons la ménagerie des dompteurs Redenbach et Gaillard qui mérite plus qu'une mention flatteuse et justifie son nom d'établissement zoologique. Depuis Bidel nous n'avions pas vu pareille collection de fauves.

L'anatomie, moins heureuse, est pauvrement représentée par un petit musée qui, malgré l'enseigne toujours alléchante :

visible pour les hommes seulement, n'attire pas beaucoup d'amateurs.

La physiologie nous offre la centième réédition du pétomane, mais combien démodé ! Les beaux jours du Moulin-Rouge et de l'Exposition de Chicago sont passés ! Et ce pétulant virtuose en est réduit à se faire entendre pour vingt centimes. Grandeur et décadence d'un cu...rieux phénomène ! ! Que ne s'est-il associé avec la femme pétomane que je rencontrais naguère à la foire Perrache, à Lyon. Il eut été amusant de les entendre vibrer à l'unisson. Lui, monocordisant des doigts et barytonnant à la manière du héros de Rabelais, elle, dodelinant de la tête et lançant l'ut... de poitrine.

Dans la section des hommes phénomènes nous ne trouvons qu'un seul géant, un seul et c'est assez. Les autres exhibitions ne touchent pas à la médecine : les hommes de bronze, la galerie statuaire, les tableaux vivants,

L'homme de marbre auprès de la femme de bronze,

Etherea, le salon Joseph, le labyrinthe Japonais, etc., etc.

Descendons des hauteurs de la Plaine, — en général, l'on descend vers la plaine, mais à Marseille, mon bon, on monte à la Plaine, — et gagnons la place Saint-Ferréol. Ici, changement de décor ; c'est un théâtre public où l'on joue parfois les drames à grand spectacle, de loin en loin, le vieux mélo, le plus ordinairement la comédie et l'opérette ; le tout à grands renforts de réclames pour épater la galerie des naïfs spectateurs. Cette année, la troupe partiellement renouvelée, nous a donné comme sujet inédit un épisode des guerres de Provence ; c'était intitulé : Aix contre Marseille ou la grenouille qui veut devenir aussi grosse que le bœuf.

Toutes les fois qu'à une question de simple bon sens on mêle les compromissions louches de la politique, on peut être assuré que la logique recevra un accroc. C'est ce qui est arrivé à propos du transfert des Facultés, où les ruraux coalisés ont fait à ce vœu un enterrement de première classe. Puis, cruels dans la victoire, les défenseurs d'Aix ne se sont pas contentés de ce *de profundis*, ils ont voulu même nous enlever toute espérance, cette suprême consolation des vaincus. M. Leydet, député et conseiller général, nous a donné sa parole, que notre espérance ne se réaliserait jamais. Ainsi, Marseillais, vous êtes bien avertis, *lasciate ogni speranza* ; vous pourrez avoir beaucoup de facultés, celles de penser ou d'écrire, de voter au besoin contre M. Leydet, si jamais on rétabli le scrutin de liste, mais celles de droit et de lettres, jamais, jamais. Pour moi, malgré la toute puissance du député aixois, malgré la sincérité de ses paroles, je reste sceptique comme Petit-Jean, et je me contente pour l'heure de lui répondre :

> Ma foi! sur l'avenir bien fou qui se fiera.
> Tel qui rit vendredi, dimanche pleurera.

Mais en attendant, pour la plus grande satisfaction du P.-L.-M., pour le plus grand profit des hôteliers, cabaretiers et autres gargotiers aixois, les jeunes filles qui se présentent aux brevets, les jeunes gens qui se présentent aux baccalauréats, les étudiants en lettres et en droit, les membres du Conseil académique, les témoins, les jurés continueront à faire la navette entre Aix et Marseille, payant à la cité du roi René la dîme que tout vassal doit à son suzerain. Et l'on prétend que nous marchons vers le progrès ! Oui, à reculons, comme les Z'homards !... Ah! les sales bêtes !!... Il est vrai que les Z'homards aixois ont du poil aux pattes.

La preuve, c'est que nous ne sommes pas au bout de nos surprises. Il se prépare pour la prochaine session du Conseil général, toute une série de vœux dont les lecteurs du *Marseille Médical* vont avoir la primeur.

M. DUBOIS. — Vœu tendant au transfert à Orgon de l'Ecole de plein exercice de médecine et de pharmacie, et sa transformation en Faculté. Purgon, en effet, rimera très bien avec Orgon.

M. CAIRE. — Vœu tendant au transfert à Berre de la station zoologique d'Endoume. On prétend que les mollusques abondent dans ces parages.

M. MAUREL. — Vœu tendant au transfert à la Ciotat de l'Ecole des Mousses, de l'Ecole de Commerce et de la direction du port. C'est peut-être beaucoup pour une seule ville, mais à la Ciotat on aime mieux le tout que la *mita*.

M. HILAIRE. — Vœu tendant au transfert à Saint-Remy du Conservatoire de musique et de déclamation. Jamais ville, en effet, ne fut plus prédestiné que Saint-*Ré, my, fa, sol*.

M. BARIELLE. — Vœu tendant au transfert à Salon de

l'Ecole des Beaux-Arts. Le salon artistique à Salon, c'est tout indiqué.

M. RIFFART. — Vœu tendant au transfert à Tarascon de la Faculté des Sciences. Eh ! pourquoi pas ? Nous connaissons Tartarin chasseur, alpiniste, explorateur, pourquoi ne serait-il pas savant ? Pends-toi, Daudet, tu n'avais pas trouvé ça !

Soyez assurés que tous ces vœux passeront comme une lettre à la poste ; et quand, dépouillée par ses voisins de ses institutions scientifiques, Marseille n'aura plus pour ornement que la Cannebière et les rives embaumées du canal de la Douane, MM. BARON ET F. FABRE déposeront un vœu tendant à transférer de Paris à Aix l'Exposition universelle de 1900... Vous en doutez ?.... Outre ! que vous me feriez dire.

1er octobre 1895.

Le compte-rendu de l'administration des hospices civils de Marseille pour l'exercice 1894 vient de paraître. Il nous a paru intéressant pour nos lecteurs d'analyser ce document officiel en le faisant suivre de quelques commentaires.

Nous trouvons d'abord le tableau des bienfaiteurs des hospices, tableau relativement court pour une ville comme Marseille. Le voici, en effet : Don de la Société Immobilière Marseillaise, 100 fr. — Etudiants en médecine et en pharmacie; produit du bal donné en 1893, 3,939 fr. — Don fait par M. Arnoux Paulin-André-Toussaint, 9,000 fr. — Etudiants en médecine et en pharmacie, produit du bal annuel, 4,000 fr. — Don fait par Mme C. X. Théologo, 2,000 fr. — Jauffret, Louis-Alexandre, legs d'une rente annuelle de 125 fr. — Don fait par les héritiers de feu M. Alphonse Ravel, 2,450 fr. — Gentet, Victor-Joseph, 6,500 fr. — Don fait par M. Coty, président du Conseil des Prud'hommes de Marseille, 500 fr.

En tout une trentaine de mille francs ! S'il fallait juger la charité marseillaise par cet aperçu, on s'en ferait une piètre idée, car, abstraction faite des 8,000 fr. produit de deux bals d'étudiants, il reste peu de chose ! environ 2,000 fr. par mois. Heureusement, je me hâte de l'ajouter, Marseille est une ville généreuse, mais elle dissémine un peu trop ses largesses. D'où vient donc que les hospices sont si mal partagés ? Certes, les causes en sont multiples et trop longues à discuter, mais il est certain que l'éventualité d'une laïcisation future a depuis quelques années modéré l'élan des âmes chrétiennes. D'autre part, si certaines personnes font l'aumône pour l'aumône, portant secrètement leur obole comme la veuve de l'Evangile, il est non moins certain que la masse, semblable au Pharisien, ne distribue son or que pour avoir en échange un peu de réclame. Aussi, nous restons convaincus que si l'Administration publiait plus souvent les largesses qu'on lui fait, si, en fin d'année, elle adressait aux journaux de la localité les donations de l'exercice, elle verrait bientôt, pour le plus grand bien des malades, doubler et tripler le nombre de ses bienfaiteurs.

En effet, les hospices de Marseille sont à la tête d'une des plus belles institutions charitables qu'on puisse rêver, la fondation Moulaud ! Et cependant je gagerai volontiers que sur 100 habitants de Marseille, il y en a plus de 99 qui ignorent cette géniale création. Plus connue elle trouverait sans doute des imitateurs.

Le docteur Moulaud était un ancien pupille des hospices, qui devint chirurgien chef de l'Hôtel-Dieu, et mourut le 14 juin 1836 après avoir amassé une assez belle fortune. Moulaud légua aux hospices une somme de 70,000 fr. dont les intérêts servent à élever d'abord et à établir ensuite un enfant des hospices, pris dans la classe des enfants trouvés. Les économies faites pendant son éducation lui appartiennent, mais en touchant son compte de tutelle, il doit prendre l'engagement d'honneur, de faire à son tour, en faveur des enfants trouvés, soit par testament, soit autrement, donation d'une somme laissée à sa bienfaisance et à sa situation pécuniaire. De plus, sa vie durant, il doit verser annuellement dans la caisse des hospices, une somme de 100 fr. pour accroître le capital de la fondation, afin qu'un jour ses bienfaits puissent s'étendre sur deux puis sur trois enfants à la fois.

Existe-t-il dans les annales, pourtant si bien remplies, de la charité, quelque chose de plus noble, de plus beau, de plus digne ? Mais jugeons l'arbre d'après ses fruits. Un premier pupille a reçu en devenant officier de santé (1er octobre 1848) un reliquat de 19,703 fr. 17. Un deuxième devenu docteur en médecine a touché (25 novembre 1865) un solde de 35.842 fr. 44. Un troisième, également docteur en médecine a eu pour sa part (18 octobre 1884), une somme de 33,510 fr. 65. Le quatrième a malheureusement succombé aux suites d'une coxalgie à l'âge de 13 ans. Le cinquième suit les classes du lycée de Marseille depuis le 1er janvier 1890. Quant au capital de la fondation il atteint actuellement 110.941 fr.

Les hôpitaux de Marseille comprennent :

1° L'Hôtel-Dieu..............	260 lits			
2° La Conception...........	1.173	»	et 92	berceaux
3° La Charité...............	63	»	1	»
4° Sainte-Marguerite........	554	»		
Au total	2.050 lits et 93 berceaux			

Mais si nous déduisons le personnel logé qui est de 418, il ne reste plus pour les malades que 1632 lits et 93 berceaux, soit pour une population de 405.000 âmes un lit pour 250 habitants environ.

Le nombre total des malades traités pendant l'année 1894 s'élève à 54.326, dont 25.620 hospitalisés et 28.706 malades externes.

Les malades hospitalisés se décomposent ainsi :

Hôtel-Dieu.. 2.583
Conception.. 6.103
Maternité (femme, enfant, nourrice, sages-femmes). 2.702
Charité.. 672
Sainte-Marguerite.................................. 1.024
Asile de nuit (voyageurs indigents)............. 12.536
25.620

Les malades externes se décomposent ainsi :

Consultations de l'Hôtel-Dieu.................. 10.470
Consultations des vénériens (Conception)....... 5.462
Consultations des enfants (Conception et Sainte-
Marguerite)..................................... 1.056
Bains simples, sulfureux, douches, etc......... 7.237
Enfants assistés placés au dehors............. 4.481
28.706

Laissons de côté les malades externes pour ne nous occuper que des hospitalisés, au nombre de 25.620 ; c'est un seizième de la population marseillaise qui a passé par les hospices. Envisagé au point de vue de la durée de leur séjour à l'hôpital, ces malades fournissent une moyenne de 1466 en traitement par jour, savoir :

à l'Hôtel-Dieu.................................... 224
à la Conception.................................. 673
à la Charité...................................... 35
à l'asile de nuit (voyageurs indigents)........... 34
à Sainte-Marguerite (vieillards).................. 500
1.466

Ce nombre rapproché de celui des lits dont disposent les hospices (1632) démontre que nos hôpitaux sont presque toujours remplis, tout particulièrement l'Hôtel-Dieu, et que la création d'un nouvel hôpital, plus annoncé que le Messie, est d'une urgence absolue.

On prétend communément dans notre ville que le Français, et tout spécialement le Marseillais, a horreur de l'hôpital qui ne sert de refuge qu'à la population italienne. Il est donc intéressant à ce point de vue de consulter les documents officiels de l'administration. Or, voici ce que nous donne sa statistique sur les malades entrés en 1894.

```
Français nés à Marseille.............. 1.572 )
   —    nés ailleurs ................ 5.899 )  7.471
Italiens ..............................  1.455
Autres nationalités....................   432
                                        ———————
                                         9.358
```

Ainsi donc, les Marseillais sont plus nombreux que les Italiens; les uns comme les autres ne forment qu'un sixième des malades, dont les cinq sixièmes sont constitués par la nationalité française. Le relevé de la Maternité donne un résultat analogue 703 françaises, 154 italiennes, 23 d'autres nationalités. Il serait donc aussi ridicule aux Français de refuser l'entrée des hospices aux Italiens, qu'à ces derniers de vouloir se créer un hôpital spécial.

Les indications fournies par l'état civil placent en tête, comme on doit s'y attendre, les célibataires (5.993), puis les personnes mariées (2.410), enfin les veufs (935). Les personnes dont l'état civil est inconnu ne sont qu'au nombre de 20. A la Maternité, on a eu filles mères (649), femmes mariés (192) et enfin veuves (35).

Le relevé par âge atteste que c'est l'adulte qui fournit le plus riche tribut aux affections nécessitant l'hospitalisation.

```
Malades âgés de moins de 21 ans........ 1.928
    »      »   de 21 à 40 ans........... 4.565
    »      »   de 40 à 60 ans........... 2.166
    »      »   de 60 à 80 ans...........   671
    »      «   de 80 et au-dessus.......    28
                                        ———————
                                         9.358
```

Il nous reste à dire un mot de la mortalité dans les hospices pendant l'année 1894. Elle s'est élevée pour la médecine à 1 sur 6,4 à l'Hôtel-Dieu, et à 1 sur 4,25 à la Conception; pour la chirurgie à 1 sur 36,15 à l'Hôtel-Dieu et à 1 sur 19,50 à la Conception ; pour l'obstétrique à 1 sur 97,40 chez les accouchées et à 1 sur 12,10 chez les nouveaux-nés. L'administration a cru devoir ajouter en note que la mortalité des parturientes a été en s'améliorant constamment depuis 1880 ; il lui eut été facile, en consultant ses tableaux, de voir que la même remarque pouvait s'appliquer également aux services de chirurgie.

Arrivé aux termes de cette étude un peu spéciale, ceux qui l'auront lue en entier ne seront pas fâchés de se détendre les nerfs par la lecture d'un mot médical auquel s'applique admirarablement le *si non e vero e bene trovato*. Mme X... est connue pour sa coquetterie, sa légèreté, et il faut bien le dire, pour les facilités qu'elle offre. Hier, son mari se précipitait comme un fou chez son médecin. — Docteur, accourez vite, ma femme vient d'avoir une faiblesse. Et l'autre étourdiment : — Pour qui ?

15 octobre 1895.

Ce n'est un mystère pour personne que la natalité en France subit une décroissance lente mais continue depuis le début du siècle, puisque de 33 pour mille elle s'est abaissée au-dessous de 23.

M. Paul Leroy-Beaulieu, un de nos plus éminents économistes doublé d'un écrivain au style convaincant, vient de remettre sur le tapis, cette question brûlante. Comme tout ce qui sort de sa plume, son article a fixé l'attention et fait palpiter le cœur des patriotes ; en effet, pendant que les dames prussiennes, confectionnent de 36 à 40 petits prussiens, nos épouses, trop chastes sur ce point, ne nous fabriquent que 22 à 26 jeunes babys !

Là-dessus, les démographes, les économistes et surtout les hygiénistes, — vocable très à la mode depuis quelques années et qui abrite pas mal de nullité, — se sont donnés une peine d'explorateur africain pour découvrir les sources de cette dépopulation. Et cependant, la véritable cause, tout le monde la connaît, mais on ne veut pas l'avouer ; aussi nous ne la dévoilerons qu'à mots couverts et sous la transparence du langage métaphorique. Quand l'éclairage est trop ruineux, on mouche la chandelle. Et voilà pourquoi, perspicaces hygiénistes, en France, les naissances ne sont le plus souvent comme la comédie de Marivaux qu'*un jeu de l'amour..... et du hasard*.

Les causes les plus incriminées de cette décroissance sont : les lois militaires, l'alcoolisme, la décadence de la race, etc....

Les nouvelles lois militaires sont des lois de défense sociale que nous n'avons ni à défendre, ni à combattre, mais vraiment elles ont bon dos. Hier, on les accusait de la pléthore médicale, aujourd'hui on les rend responsables de l'anémie nationale. Certes, nous comprenons que les parents ne voient pas avec plaisir leurs fils passer par la caserne, mais ce souci n'est pas escompté si longtemps à l'avance, avant ou pendant la conception. Dans ces moments heureux, mais trop courts de l'existence, où selon l'expression de Musset, l'univers est oublié, ce n'est pas l'image de la Patrie qui vient troubler le bonheur. On ne songe guère à l'heure des effusions conjugales quel en sera l'épilogue vingt ans plus tard ! Quels parents, il y a une vingtaine d'années, pensaient pour leurs enfants aux hécatombes du Tonkin, du Dahomey et de Madagascar ? Et d'ailleurs, pour que les lois militaires pussent intervenir comme facteur sérieux, il faudrait qu'on soit assuré d'une descendance mâle ; aussi, tant que la loi de la procréation des sexes échappera à notre volonté, ce n'est pas Bellonne qui portera ombrage à Vénus.

L'alcoolisme est une terrible calamité, et ici même nous lui avons fait son procès, mais ce n'est pas une raison pour en faire le bouc émissaire chargé de toutes les iniquités d'Israël. Nous concédons cependant que pour une faible part, l'alcoolisme puisse intervenir dans la dépopulation ; mais son rôle, si manifeste dans la mortalité, est insignifiant dans la natalité. L'alcoolisme entrave peu la conception, mais il altère le produit de la conception ; en d'autres termes, un alcoolique a ou peut avoir autant d'enfants qu'un autre, mais ceux-ci sont exposés dans les premières années de leur existence à être enlevés par convulsion, épilepsie, méningite, etc. Au contraire même, l'alcool peut jusqu'à un certain point être considéré comme un apéritif génésique et il est bien connu que les adorateurs de Bacchus sont les amants de Vénus. Dans des vers trop licencieux pour être reproduits, Piron a montré qu'on passe souvent et avec gaieté de la dive bouteille à la dive beauté ; et depuis, avec toute sorte de variante, on nous a fredonné la même chose dans tous les opéras en célébrant le champagne et l'amour. C'est cette même idée, que traduisait prosaïquement et pratiquement une sage-femme de Marseille, vieillie dans la clientèle, qui, se promenant à la foire, se réjouissait à la pensée que dans neuf mois elle aurait du travail.

Quant à la dégénérescence de la race, c'est un vieux refrain toujours de mode. Le *laudator temporis acti* est de toutes les époques. Mais je cherche en vain les signes de notre déchéance ; jamais fin de siècle ne fut plus féconde en merveille. La découverte de l'argon et de l'hélium, l'invention de la mélinite, de la dactylographie, de la photographie des couleurs, le vaccin de la rage, le traitement de la diphtérie sont-ce des indices de décadence ? Et nos vaillants troupiers sont-ils déchus ? Les héros de Bazeilles, de Tu-yen-quan, de Mévatanana ne valent-ils pas les soldats de Condé auxquels il suffisait d'une nuit de Paris pour remplacer le carnage de Senef ? Si on les laissait libres, nos jeunes guerriers en feraient bien autant et même davantage, car on cueille plus aisément les myrtes que les lauriers.

La science démographique nous enseigne qu'on mesure la vitalité d'un peuple à sa matrimonialité ; or, la nôtre tend à augmenter malgré les difficultés qu'on semble à dessein opposer au mariage. Mais où le phénomène devient étrange c'est que d'ordinaire, la natalité et la matrimonialité suivent une marche parallèle, tandis que chez nous celle ci s'accroît pendant que celle-là décroît. C'est donc que l'infécondité des femmes est voulue, la décroissance de la population volontaire. En voulez-vous une nouvelle preuve ? Tandis que la natalité légitime s'abaisse, la natalité illégitime s'élève. C'est parce que dans ce dernier cas, la recherche de la paternité étant interdite, on a moins souvent à payer les conséquences d'un moment d'oubli ; plus de responsabilité et partant plus de précautions, on est tout au plaisir, au grand profit de la natalité.

Il est donc bien inutile d'aller chercher dans les problèmes de la sociologie scientifique les causes de notre faible natalité. Les naissances diminuent parce qu'on ne veut plus avoir trop d'enfants, et on n'en veut plus autant parce que c'est la ruine. Il est vrai qu'autrefois, Dieu, disait-on, bénissait les nombreuses familles, mais notre siècle positif trouve bien démonétisées les bénédictions célestes puisque le boulanger et le percepteur les refusent impitoyablement à leurs caisses. Celui qui convole en légitimes noces doit s'attendre, en outre des *treize joyes du mariage* chantées par un auteur ancien, à voir sa bourse diminuer de moitié si son épouse est stérile, mais si elle le gratifie de deux charmants poupons, ses louis d'or se transforment en écus d'argent. Voilà pourquoi la mère Gigogne ne se rencontre plus qu'à Guignol !

Telles sont les véritables causes de notre dépopulation. Les enfants croissent en raison inverse des impôts et de la cherté de l'existence. Bertillon a démontré que l'Allemagne dépense un milliard et un tiers pour l'accroissement de sa natalité, tandis que la France capitalise un milliard et un quart au détriment de sa descendance. Pour changer la tendance actuelle et relever le taux de la natalité, il faudrait que les cinq cents rois fainéants du Palais Bourbon songeassent un peu à égaliser les conditions de l'existence.

Mais vraiment, il faudrait être bien naïf pour croire que nos hommes d'État ont le loisir de s'occuper de l'espèce humaine. Leur sollicitude s'emploie à favoriser l'élevage des bestiaux, à voter des prix pour l'amélioration de la race chevaline ou même à s'apitoyer sur le sort du *toro de muerte*, mais la race humaine, à quoi bon ! la graine de minuit pousse bien toute seule.

Il serait cependant injuste de nier la prévoyance gouvernementale, ainsi qu'on va le voir. Quand vous avez le bonheur de conduire votre fiancée à la Mairie, l'officier ministériel vous remet un livret de famille sur lequel 12 cases sont réservées à votre descendance future. C'est une invitation à la valse aussi charmante qu'officielle, d'autant plus que l'employé de l'Etat-civil, regardant d'un air narquois la jeune épouse, lui dit avec son sourire le plus administratif: Madame, quand ces cases seront remplies nous serons heureux de vous remettre un autre livret.

Dieux ! qu'en termes galants ces choses là sont dites !

. Osez après cela soutenir que l'Etat ne se préoccupe pas de la natalité! Qu'importe que le célibataire soit favorisé des lois. Dans la balance du suffrage universel son vote pèse autant que celui du père de famille ; son loyer est moins cher, ce qui est tout naturel, mais ses impôts sont moins lourds, ce qui est profondément injuste. Bref, il a tous les bonheurs pour lui, tandis que pour l'homme marié

> Sa femme, ses enfants, les soldats, les impôts,
> Le créancier et la corvée
> En font d'un malheureux la peinture achevée.

On ne saurait trop le redire, et ce sera notre conclusion, la natalité décroit avec la civilisation, parce que cette dernière entraine des idées de luxe et de bien être incompatibles avec une nombreuse famille. Obligé de sacrifier son bien être ou sa descendance, l'homme marié n'hésite pas, il triche au jeu des dames.

Pour l'édification de nos lecteurs et comme complément de cette chronique, nous donnerons le taux de la natalité pour 1000 habitants dans les différents pays d'Europe. Ces chiffres, empruntés à M. Bodio, l'éminent démographe italien, se rapportent à l'année 1892 ; comme terme de comparaison, nous ajouterons ceux de l'année 1874, en faisant toutefois remarquer que pour l'Espagne, le Portugal, la Roumanie, la Russie et la Grèce, ces chiffres ne correspondent pas exactement à ces années, mais pour ne pas compliquer le tableau nous avons pris les années s'en rapprochant le plus.

	Année 1892	Année 1874
Russie	48,5	50,4
Serbie	42,8	41
Roumanie	42,5	42,2
Hongrie	42,2	42,7
Autriche	37,7	39,7

	Année 1892	Année 1874
Italie	37	34.9
Espagne	36.5	36
Allemagne	36.2	40.1
Portugal	35.3	33.1
Finlande	33.3	37.1
Hollande	32.9	36.4
Angleterre	30.8	36
Ecosse	30.8	35.6
Danemark	30.6	30.9
Norwège	30.3	30.6
Belgique	29.1	32.9
Suède	27.9	30.7
Suisse	27.7	30.4
Grèce	25.7	30.4
Irlande	22.7	26.7
France	22.5	26.2

1ᵉʳ novembre 1895.

Un jour, flânant à travers les rues de Marseille, j'entendis deux promeneurs dont l'un disait à l'autre : Moi, je ne paye jamais mon médecin, d'ailleurs il n'y a que les imbéciles qui payent leur médecin. Je pensais à part moi que ce quidam était un fieffé coquin ; depuis, j'ai réfléchi et mon opinion n'a pas changé, mais je me suis demandé si les médecins, par leurs façons d'agir, ne favorisaient pas cette contrebande de la probité.

Il est certain que par suite de la concurrence d'une part, de la grande facilité accordée aux malades d'autre part, rien n'est plus aisé aujourd'hui que de se faire soigner gratuitement. Ainsi, à Marseille, dans l'espace de quelques années nous avons vu surgir dans tous les quartiers nombre de dispensaires, cliniques, polycliniques, etc., qui s'arrachent le client. Et je passe volontairement sous silence les consultations gratuites des pharmaciens, herboristes et sages-femmes.

Si ce jeu continue, — et il a plus de tendance à s'accentuer qu'à décroître,— il adviendra aux médecins ce qui est arrivé aux pharmaciens. Le premier qui inventa une spécialité fit fortune, un second lui succéda qui réussit encore, puis les spécialités surgirent de toutes parts si bien qu'aujourd'hui tous les pharmaciens y perdent. C'est l'avenir que j'entrevois pour les médecins.

Je n'entends pas pour cela blâmer ou critiquer les dispensaires, ils ont leur bon côté et rendent même de grands services ; mais devant cette évolution nouvelle de la médecine, il ne serait pas inutile de les réglementer, car trop de ces gens qui ont en horreur le quart d'heure de Rabelais en connaissent aujourd'hui le chemin. Malheureusement, il n'est personne pour endiguer le mouvement et le frein-syndicat qui seul eut pu le tenter est en..... réparation.

Qu'on n'aille pas croire au moins que Marseille a le privilège de ces dispensaires. De toutes parts, les confrères se plaignent de la multiplicité de ces instituts, où riches et pauvres viennent recevoir pour rien les conseils et les soins médicaux. A Berlin on a calculé que plus de 300.000 malades, dont un grand nombre pourrait payer un médecin, vont ainsi se faire traiter gratuitement dans les polycliniques. A Londres le nombre des consultations gratuites dépasse plusieurs millions. A Paris comme à Marseille le calcul n'a jamais été fait, mais le docteur Leblond, s'est constitué il y deux ans déjà le porte parole des confrères qui se plaignent de cette situation.

A côté des dispensaires privés, il y a la médecine officielle c'est-à-dire le bureau de bienfaisance et les hôpitaux, qui sous l'œil toujours vigilant des administrations laissent passer la fraude, quand ils ne la favorisent pas. C'est de ces derniers surtout que nous nous occuperons, car la culpabilité y est plus grande. En effet, le riche qui s'insinue dans un dispensaire ne vole que le médecin, tandis que celui qui se faufile dans les hospices, prend la part des indigents et dilapide le bien des pauvres.

Soit par le fait de l'accoutumance, soit par le fait de la civilisation, l'hôpital n'est plus comme jadis un sujet d'épouvante dont le nom seul inspirait l'effroi ; nombre de gens aux moyens aisés viennent s'y faire soigner chaque jour en dépit de cette formalité purement administrative qu'on appelle le certificat d'indigence, et qui est d'ailleurs bâclé à la hâte par un élève sous-commissaire. Voilà donc une première catégorie d'individus qu'il faudrait surveiller de près.

Mais il en est d'autres — et ce ne sont pas les moins malins, — qui pour éviter ce stigmate d'indigence viennent se faire traiter comme malades payants. Tout le monde sait que les hôpitaux admettent comme pensionnaires des malades qui consentent à payer une somme variant de 1 fr. 50 à 10 francs par jour. C'est là un véritable abus ; car c'est à la fois la spoliation de la charité et l'exploitation des médecins.

Et cependant, l'administration des hospices, débordée par la marée toujours montante des dépenses, ne sachant à qui s'adresser pour trouver des ressources, trop heureuse de voir quelques louis tomber dans sa caisse, accueille avec empressement tous les pensionnaires qui se présentent.

Jusqu'à un certain point, nous comprenons les pensionnaires à 1 fr. 50 et 3 fr. 50 par jour, mais nous n'admettrons jamais que celui qui peut payer 5 ou 10 fr. soit un indigent ; or, l'hôpital doit être réservé aux indigents. Celui qui peut dépenser 300 fr. par mois n'a pas le droit d'user le matériel des hospices, de ravir aux religieuses et aux infirmiers le temps qu'ils doivent aux malades, de se faire opérer ou médicamenter par les médecins et pharmaciens des hôpitaux. Ces derniers se sont bien engagés à soigner gratuitement les indigents, mais non pas les personnes aisées. Ils veulent bien consacrer une partie de leur matinée à examiner ou à opérer des pauvres, mais pourquoi leur imposer cette perte de temps pour des gens qui pourraient et devraient les rémunérer.

Un fait qui s'est passé récemment à l'hôpital de la Conception nous servira d'exemple pour montrer combien les abus de ce genre sont criards et odieux. Un individu entre comme pensionnaire dans le dit hôpital ; après quelque temps de séjour, et en dépit des soins qui lui sont prodigués, il meurt. La famille, comme c'était son droit, réclame son cadavre, et décide de le faire inhumer dans son pays, à l'autre extrémité de la France, Dunkerque ou Boulogne, je ne me rappelle plus au juste. Toujours est-il que le prix de ce transfert a coûté aux héritiers la somme de 1.800 fr. Et comme ce malade était à l'hôpital, le chef de service a dû faire *gratuitement* le certificat sur papier timbré exigé par la préfecture en pareil cas. En conscience, je demande à tout esprit impartial, si c'est pour être ainsi dupé que les médecins des hôpitaux ont passé leur temps à préparer des concours? N'est-il pas indécent qu'un individu qui peut dépenser 1.800 fr. pour faire voyager son cadavre, puisse de son vivant, avec trente sous par jour, jouir d'un traitement médical, des remèdes pharmaceutiques, des pansements, des soins hospitaliers des religieuses et des infirmiers, sans compter le logement et la nourriture ?

Et ce fait, dans de moindres proportions, se reproduit tous les jours. Si l'on n'y prend garde, si on n'enraye pas ce mouvement, le temps n'est pas éloigné où les payants occuperont tous les hôpitaux et où les indigents n'auront plus de places.

Il me semble qu'il serait pourtant bien facile, sans nuire aux ressources que les hospices en retirent, de remédier à cet état de choses. Il suffirait que l'Administration créât un hôpital payant, édifié sur le modèle des maisons de santé. Les malades y seraient divisés en deux ou trois catégories selon le prix de la pension qu'ils paieraient uniquement pour leur séjour et leur nourriture. Les remèdes comme les pansements seraient fournis à chacun par la pharmacie de l'hôpital à un tarif réduit ou à prix coûtant. Le malade choisirait sur la liste du corps médical des hôpitaux, le médecin ou le chirurgien auquel il accorderait sa confiance et avec lequel il traiterait directement pour ses honoraires.

Au bout de quelques années, non seulement l'Administration couvrirait ses frais, mais elle y réaliserait encore un important bénéfice qui serait reporté sur les hôpitaux, exclusivement consacrés aux indigents.

Cette question close, et, sans chercher une transition difficile, je vais, en chroniqueur fidèle, vous faire connaître une nouvelle de la dernière heure. Le 28 octobre, les membres de l'ancien Conseil du Syndicat, ceux qu'on avait cru écraser sous l'épithète dédaigneuse de *médiocrités médicales*, se trouvaient réunis autour d'une table de l'hôtel des Colonies, en souvenir des luttes professionnelles qu'ils avaient livrées glorieusement sinon victorieusement. On peut affirmer que le menu aussi bien que la gaîté n'étaient pas médiocres, puisque, enchanté de la réussite, on a décidé que ces agapes auraient dès lendemains en avril et octobre de chaque année. Par une coïncidence curieuse, une des Sociétés que le Syndicat avait le plus visé, celle des Commis et employés, avait la veille même célébré sa fête annuelle. A l'heure des flots d'éloquence, un des portes-parole les plus sympathiques de la mutualité marseillaise a pompeusement appelé cette Société « l'aristocratie de la démocratie mutualiste » justifiant ainsi nos attaques contre sa parcimonie. Plus modestes, les convives du 25 octobre, se contentent d'avoir été, d'être et de rester « la démocratie de l'aristocratie médicale. »

15 novembre 1895.

Par déférence pour nos collègues des hôpitaux, nous nous sommes jusqu'à ce jour abstenus de parler du différend qui existe entre la Commission administrative des hospices et le corps médical hospitalier, au sujet de la création d'un nouvel hôpital au quartier de la Rose. La presse quotidienne, cette bavarde dont rien ne peut paralyser la langue, ayant dévoilé le fait, nous pouvons en toute liberté en parler à notre aise. Nous publions d'autre part la protestation des médecins et chirurgiens.

Il y a bien longtemps qu'il est question de créer à Marseille un nouvel hôpital, et maintes fois dans nos chroniques nous avons, d'une façon incidente, démontré que ce ne serait pas du luxe. Sous l'administration du Docteur Métaxas on fit une loterie pour se procurer les fonds nécessaires qui, depuis cette époque déjà lointaine, dorment leur paisible sommeil. Au moment des dernières élections, les candidats de toute nuance, — c'était le seul point où ils étaient d'accord, — réclamèrent à grands renforts d'affiches la création de cet asile de la souffrance. Le fruit était mûr, il n'y avait plus qu'à le cueillir, et l'administration des hospices se mit résolument en campagne pour chercher un terrain propice.

Tout esprit non prévenu aurait trouvé tout naturel que le personnel médical qui sera chargé de donner ses soins dans le nouvel hôpital eût été consulté le premier ! Cela eût été d'autant plus logique que par le fait de leurs aptitudes professionnelles, de leurs notions hygiéniques, de leur pratique hospitalière, et enfin de leur connaissance de la ville dont les moindres quartiers leurs sont familiers, les médecins et chirurgiens des hôpitaux étaient tout indiqués pour cette recherche !

Raisonner ainsi serait compter sans les beautés, si souvent louangées, des administrations françaises qui ne sont pas plus avancées qu'à l'époque de Beaumarchais. En ce temps-là on donnait à un danseur la place d'un calculateur, aujourd'hui on met un vaudevilliste à la place d'un marin, et l'on s'adresse à un Parisien pour choisir un terrain à Marseille.

En dehors du côté grotesque de la chose, fait relevé d'ailleurs par certains journaux quotidiens, c'était un manque de convenance envers le corps médical des hôpitaux qui s'est empressé de protester. Mais laissons de côté l'attitude incorrecte de l'Administration et les justes susceptibilités des médecins et disons comme Virgile à Dante en lui montrant un groupe de réprouvés : « Ne parlons plus d'eux et passons. »

Il s'agissait donc de choisir dans la banlieue de Marseille un emplacement pour l'édification du nouvel hôpital. L'administration des hospices, dans un éclair de génie, n'a trouvé rien de mieux que de s'adresser à M. Napias, inspecteur général de l'Assistance publique, qu'on a fait venir à Marseille dans ce but.

Du moment où l'on trouvait les médecins Marseillais incapables de désigner un emplacement, le choix de l'Administration était à la fois le meilleur et le plus habile : le meilleur, car nous sommes disposés à voir dans M. Napias, le premier hygiéniste de France ; le plus habile, car l'inspecteur général de l'Assistance publique ayant encore — malgré la Révolution de 1789 — un droit de veto sur les délibérations hospitalières, c'était par une flatterie bien méridionale le disposer favorablement en lui montrant patte blanche.

Mais c'est ici que va paraître la différence qu'il y a entre l'hygiène en chambre et l'hygiène sur le terrain pratique.

M. Napias arrive à Marseille, et, entre deux trains rapides et deux verres de champagne, on lui fait faire une promenade à la Rose, où il visite plusieurs campagnes. Pour ne pas être taxé d'exagération, je vais citer textuellement ce qu'écrivait le *Petit Marseillais* le lendemain de cette visite mémorable.

« Indiquons seulement que M. le docteur Napias a fait ressortir, *par des arguments précis basés sur les données les plus scientifiques*, tout le parti que l'on pourrait tirer d'une propriété située entre Malpassé et la Rose, connue sous le nom de la *Brunette* et appartenant à M. Lignon. »

Un simple médecin marseillais, n'ayant ni ses grandes ni ses petites entrées au Ministère de l'Intérieur, se serait simplement contenté de faire observer, que le brouillard règne presque constamment dans le quartier, qu'il existe dans la campagne et à peu de distance du sol une vaste nappe d'eau, que lors de l'inondation du 1er octobre 1892 la *Brunette* a été presque totalement submergée, toutes choses que M. Napias ne pouvait pas savoir, et que son flair d'hygiéniste ne lui a pas révélé.

Ces arguments précis, pour n'être pas basés sur les données les plus scientifiques, n'en ont pas moins de valeur, et si l'Administration n'avait pas mis la charrue avant les bœufs, elle aurait évité aux contribuables le déplacement aussi coûteux

qu'inutile de M. l'Inspecteur général de l'Assistance publique.
En effet, malgré son désir de complaire au grand maître de
l'hygiène en France, l'Administration des hospices, devant le
tolle général des protestations, a dû renoncer au choix de la
Brunette. C'est égal, ce voyage aura, du moins nous l'espérons,
servi de leçon en démontrant que s'il faut

> Qu'un bon courtisan s'incline
> Et qu'il courbe son échine
> Autant qu'il la peut courber,

cela ne suffit pas, il faut aussi compter avec l'opinion publique.

Donc, faisant contre mauvaise fortune bon cœur, la Commission administrative des hospices se résigna à abandonner la
Brunette. Mais comme elle tenait avant tout à poser la première
pierre de l'hospice, cette cérémonie qui se prête si bien à faire
rougir les boutonnières, elle remonta le coteau d'une centaine
de pas et fixa définivement ses vues sur la campagne Homsy.
Nous ne reviendrons pas ici sur les raisons qui démontrent que
ce choix n'est guère meilleur que le précédent, on en trouvera
un grand nombre relaté dans les protestations du Corps Médical. Il nous suffira de signaler ce fait que le Conseil d'hygiène
des Bouches-du-Rhône, appelé à donner son avis sur le choix de
cet emplacement comme susceptible de devenir un hôpital, n'a
émis une opinion favorable que par six voix contre cinq.

Si jamais minorité fut imposante c'est bien celle-là. Depuis,
les médecins ont jeté dans la balance leur protestation et l'un
des plateaux penche trop pour que la Préfecture puisse autoriser cette erreur administrative. D'autant plus qu'il nous est
revenu que la Commission des hospices se trouve aussi bien
que le Conseil d'hygiène, divisée en deux camps.

La conclusion de cette histoire, qui serait drolatique s'il ne
s'agissait de choses aussi sérieuses, c'est que la construction du
nouvel hôpital n'est pas encore résolue, et, s'il est vrai que tout
chemin mène à Rome, il est encore plus vrai que la ligne droite
est la voie la plus directe. Pour avoir refusé de la prendre,
l'Administration a fait fausse route! *Et nunc erudimini qui
judicatis terram !*

1er Décembre 1895.

La quinzaine médicale, si je puis m'exprimer ainsi, n'a pas chômé ; mais, il serait puéril de le nier, si beaucoup de questions concernant notre profession ont été agitées, bien peu ont tourné en notre faveur. Nous commençons il est vrai à y être passablement habitués, et, par le fait de cette accoutumance, nous avons appris du poëte à conserver notre sérénité d'âme :

> Æquam memento rebus in arduis
> Servare mentem.

C'est d'abord une dépêche d'Oran qui nous annonce qu'un substitut, prenant, comme on dit en rhétorique, la partie pour le tout, censure toute notre corporation à propos des certificats médicaux. Il sait ce qu'en vaut l'aune ! Ce monsieur, qui joue les redresseurs de torts, remplace la balance de Thémis par une mesure qui lui est sans doute famillière ; il nous permettra de lui dire que, si expert qu'il soit en mesure, son langage en manque absolument. Que dirait-on, si, suivant son procédé d'argumentation, et nous basant sur sa diatribe, nous allions conclure que tout le parquet manque de pondération ? Pour rester dans les poids et mesures, ce substitut eût bien mieux fait de *stère*. Le calembourg est la seule réponse possible à une assertion de ce genre.

Nous ne parlons que pour mémoire de la réponse préfec'orale à l'interpellation d'un conseiller général sur l'emplacement d'un nouvel hôpital. La protestation du corps médical hospitalier a eu le sort de toutes les protestations ; elle a vécu ce que vivent les roses, elle s'est fanée dans l'oubli et on l'a enterrée dans le silence. Napias jussit, Delfes fecit.

Puis, nous avons eu les vaccinations gratuites. Nous avons assez souvent, avec une entière indépendance à laquelle on rendra sans doute hommage, blâmé certaines décisions officielles pour être à notre aise quand il s'agit d'approuver. Aussi nous ne marchanderons pas nos éloges au Maire et à la Municipalité pour avoir stimulé, au sujet des vaccinations, la torpeur d'une population indifférente. Mais de même que nous voyons tous les jours,

> Les épines avec les roses,
> Les chagrins avec les amours.

nous nous voyons obligés de mêler des critiques à nos louanges. Si l'on s'était contenté de vacciner gratuitement les indigents dans les bureaux de bienfaisance personne n'eût trouvé à redire à cette levée de vaccinostyle. Mais tout le monde a pu voir, qu'alléché par la gratuité, nombre de gens cossus, allaient sans la moindre vergogne, augmenter les longues théories qui se profilaient sur les trottoirs des postes de pompiers.

Si l'on veut nous opposer une concurrence, d'autant plus redoutable qu'elle est officielle et faite par conséquent avec nos propres deniers, qu'on supprime du moins nos patentes et la redevance assez coûteuse de nos diplômes. Qu'on y prenne garde, sous le prétexte astucieux de salubrité publique, c'est un pas dangereux dans la voie plus dangereuse encore du socialisme d'État. Comme à Roubaix on nous achemine par une pente insensible vers la pharmacie municipale, la boulangerie communale ou l'épicerie édilitaire.

Ce n'est pas sortir du domaine médical que de signaler ce fait divers, devenu banal à force d'être réédité, de malades refusés dans les hôpitaux. Ces jours derniers, deux pauvres diables ont encore été exclus, et circonstance tragique, l'un d'eux a succombé quelques heures après. Vous pensez si les reporters, en mal de copies, se sont jetés sur une pareille aubaine, et s'ils nous ont épargné pendant une bien longue colonne tous les lieux communs qui traînent dans les carrefours du socialisme et du collectivisme. Pas un n'a découvert que si ces malades avaient été refusés, c'est qu'il n'y avait plus de places disponibles, et que si les places font défaut, c'est à cause du manque d'argent. Et cependant, coïncidence curieuse qui aurait dû leur ouvrir les yeux, on pouvait lire dans le même numéro que le Conseil municipal et le Conseil général avaient voté à eux deux une somme de sept mille francs, puisée dans notre bourse cela va sans dire, pour les grévistes de Carmaux. Avant de distribuer des libéralités aux verriers du Tarn, ne vaudrait-il pas mieux donner le nécessaire aux loqueteux des Bouches-du-Rhône ! Qu'on ne nous parle donc plus de l'infâme capital puisqu'il subventionne les luttes contre le patronat pendant que les misérables crèvent sur le pavé faute de lits dans nos hospices.

Enfin, nous avons eu le jugement du tribunal dans l'affaire de l'oculiste arabe, Goolam Kader et son triste complice le docteur

Raynaud. Le ministère public les poursuivait pour exercice illégal de la médecine et homicide par imprudence. Attendu, disent les considérants, qu'il a été établi aux débats que le cabinet d'oculiste était surtout tenu par Goolam Kader, qui avait annoncé qu'il était médecin oculiste ; que c'était à lui que le public faisait confiance et non pas au sieur Raynaud, qui ne s'était jamais occupé spécialement de maladies d'yeux ; que c'était Goolam Kader, qu'on surnommait l'Arabe, qui faisait toutes les opérations importantes ; qu'il n'était donc pas l'employé de Raynaud comme il le prétend, mais que simplement il avait pris comme associé Raynaud pour que le diplôme de ce dernier couvrit sa situation irrégulière au point de vue de la loi du 30 novembre 1892 ; qu'en admettant même que Goolam Kader ait été diplômé à l'étranger, l'article 5 de cette loi lui imposait des conditions pour exercer sa profession en France ;

Attendu, en ce qui concerne Raynaud, qu'il résulte de toutes les circonstances de la cause qu'il n'a prêté son concours à Goolam Kader que dans le but de le soustraire aux prescriptions de la loi, qu'il tombe par cela même sous le coup de l'article 16, paragraphe 3 de cette même loi et que l'article 18 doit lui être appliqué, qu'enfin les pratiques de ces deux hommes associés pour exploiter la crédulité publique doivent être sévèrement réprimés par la justice.

En ce qui concerne l'homicide par imprudence, les considérants établissent que Silvy est mort d'un phlegmon de l'œil, lequel est la conséquence de l'opération pratiquée par Goolam Kader et que Raynaud n'a pas participé à cette opération.

Par ces motifs le tribunal condamne les deux prévenus à 500 fr. d'amende chacun pour exercice illégal de la médecine ; acquitte Raynaud sur le chef d'homicide par imprudence et condamne Goolam Kader à un mois de prison.

15 Décembre 1895.

C'était sous Louis-Philippe. L'autorité venait de faire repeindre à neuf un banc des Tuileries, et, autant pour protéger les culottes parisiennes que pour sauvegarder la peinture, on avait donné l'ordre à la garde de placer auprès du banc un factionnaire. Cet ordre n'ayant jamais été rapporté, on vit pendant une dizaine d'années, une sentinelle, l'arme au bras, se promener devant le banc pour empêcher les promeneurs de s'y asseoir.

Cette anecdote, qui n'est sans doute qu'une charge contre la routine administrative, a du moins le mérite de montrer clairement qu'il faut, malgré le bon sens, compter avec cette dernière, et qu'en notre beau pays de France rien n'est perpétuel comme le provisoire. Cette histoire et ces réflexions me revenaient en mémoire la semaine dernière, à propos du concours de l'internat.

Il fut un temps, heureusement passé, où ce concours du mois de décembre dans lequel on recrute les internes de nos hôpitaux n'était pas très fréquenté. Le nombre des places n'était le plus souvent que fort peu inférieur à celui des candidats. C'est alors que les Administrateurs des hospices, justement jaloux de rehausser le prestige de ce concours, et désireux de s'associer des internes sérieux, eurent l'idée, pour attirer les étudiants étranger, de leur payer tout ou partie de leurs frais de voyage selon le rang dans lequel les classerait le jury. Reconnaissons tout d'abord que malgré la séduction de ce voyage à l'œil, les exotiques, — c'est ainsi qu'on les nomme, — ne sont jamais venus en foule, et que la plupart de ceux qui ont affronté la lutte ont dû s'en retourner gros Jean comme devant.

Mais depuis la prise de cette décision, peu flatteuse pour les étudiants marseillais, les temps ont bien changés; aujourd'hui, ce ne sont plus les candidats qui font défaut. L'an dernier, ils étaient si nombreux que le concours s'est prolongé toute une semaine, au grand déplaisir des juges; aussi la Société médico-chirurgicale des hôpitaux a-t-elle dû demander à l'Administration, qui l'a du reste accordé très volontiers, une épreuve éliminatoire. Cette année, les candidats inscrits n'étaient pas moins de 18 pour trois places.

Il semble donc que l'heure soit venue de rapporter cette

mesure administrative, qui ne peut que rabaisser le mérite de
l'internat. Sans compter que ce n'est pas le prix d'un voyage qui
fera jamais reculer l'étudiant travailleur, désireux de se fixer à
Marseille. Que l'Administration se rassure donc ; elle est pour
un long temps à l'abri de cette pénurie de candidats qu'elle
paraissait redouter. La médecine fascine la jeunesse actuelle,
et, avec les illusions naturelles à cet âge, elle se précipite en
foule vers cette profession sans même soupçonner les déboires
du praticien. Admirons la vaillance de ces jeunes gens qui,
plus hardis que leurs devanciers de 89, n'attendent pas pour
entrer dans la carrière que leurs aînés n'y soient plus.

Consultez les statistiques ; quelle que soit la source où l'on
aille puiser, elle vous donne le même résultat : l'accroissement prodigieux des étudiants en médecine. Dans notre chronique du 15 mars 1895 nous avons publié les chiffres qui se
rapportent à l'École de Marseille : de 774 en 1891 le nombre
des étudiants s'est élevé à 1.020 en 1895.

Veut-on maintenant connaître la progression des candidats
à l'internat de Paris. Jettez les yeux sur le tableau suivant :

En 1883	317
1884	317
1885	328
1886	329
1887	361
1888	390
1889	386
1890	403
1891	459
1892	466
1893	494
1894	548

Prenons nos renseignements ailleurs. Le rapport de la Commission du budget pour 1896 nous fournit le relevé du nombre
des étudiants inscrits au 15 janvier de chacune des années
comprises dans la période de 1891-95. Il n'est pas moins
probant :

1891	6.212
1892	7.069
1893	7.589
1894	8.897
1895	8.996

Enfin tout récemment, le professeur Brouardel, doyen de la Faculté de Médecine de Paris, dans un rapport au Conseil académique affirmait que pour cette année le nombre des étudiants dépasserait 6.000. Ajoutez-y les 4.000 étudiants des Facultés et Écoles des départements cela fait bien 10.000 étudiants en médecine. Et quand on songe qu'à l'heure actuelle il n'y a en France que 14.000 médecins, on se demande avec angoisse combien il y en aura dans six à sept ans ? Méry, avec son esprit ironique, prétendait qu'en Provence il y a plus de chasseurs que de moineaux ; s'il revenait en ce monde, il serait bien capable de trouver qu'il y a plus de médecins que de malades.

En vérité, le destin de notre profession est bien étrange. Par nos travaux, par le développement de l'hygiène, nous cherchons à tarir les sources de la maladie et de nos revenus. Comme le pélican qui se saigne pour ses enfants, chaque bienfait que nous accordons à l'humanité est donné par nous aux détriments de nos intérêts ! Et malgré cela, plus la science progresse, plus l'hygiène se répand, plus la médecine se vulgarise et plus le nombre des praticiens s'accroît. Cela rappelle le commerçant qui perdait sur la vente de chaque marchandise, mais qui espérait se rattraper sur la quantité.

Ne voulant pas être le Cassandre de la médecine, nous ne rechercherons pas ce que deviendront les docteurs au XXe siècle, si ce mouvement de progression s'accentue ! Pour lutter contre le mal présent on a cru trouver un remède dans les Syndicats, mais le remède de l'avenir ne nous apparaît que dans les Sociétés de prévoyance, car, comme l'a dit le professeur Brouardel, si le nombre des médecins sera doublé, le nombre des médecins malheureux sera triplé.

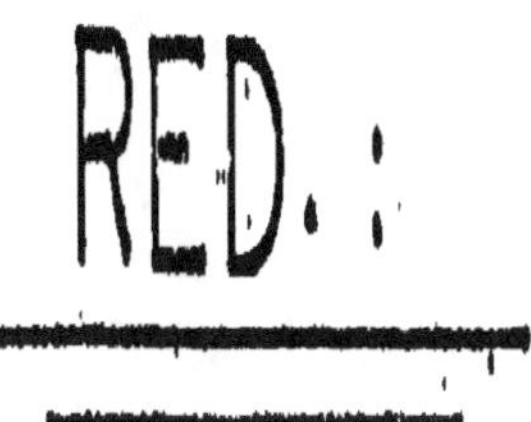

RED. :

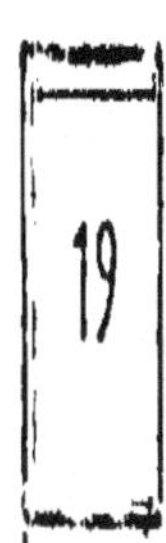

19

0 1 2 3 4 5 6 7 8 9 10

MIRE ISO N° 1
NF Z 43-007
AFNOR
Cedex 7 - 92080 PARIS-LA-DÉFENSE
379.89.10
raphicom

9 782329 321844